【中医十大经典】

金匮要略

十部经典是学习中医的基础，犹如九层高台之垒土；十部经典是使用中医的基础，更似千里长行之跬步。

〔汉〕张仲景 著　〔宋〕林亿 校正

杨鹏举　侯仙明　杨延巍 注释

学苑出版社

U0200093

图书在版编目（CIP）数据

金匮要略／〔汉〕张仲景著；〔宋〕林亿校正；杨鹏举，侯仙明，杨延巍注释.－北京：学苑出版社，2007.4（2021.5 重印）
（中医十大经典丛书）
ISBN 978-7-5077-2848-4

Ⅰ. 金… Ⅱ. ①张…②林…③杨…④侯…⑤杨…
Ⅲ. 金匮要略方论　 Ⅳ. R222.3

中国版本图书馆 CIP 数据核字（2007）第 048976 号

责任编辑： 付国英
出版发行： 学苑出版社
社　　址： 北京市丰台区南方庄 2 号院 1 号楼
邮政编码： 100079
网　　址： www. book001. com
电子信箱： xueyuanpress@163. com
电　　话： 010-67603091（总编室）、010-67601101（销售部）
印 刷 厂： 山东百润本色印刷有限公司
开本尺寸： 890×1240　1/32
印　　张： 5.25
字　　数： 115 千字
版　　次： 2007 年 4 月第 1 版
印　　次： 2021 年 5 月第 7 次印刷
定　　价： 39.00 元

出版者的话

中医典籍，向称浩博。据不完全统计，现存中医古籍13000余种。如此汗牛充栋，令初学者每每慨叹，不知从何入手。

依据当代著名中医学家、中医泰斗任应秋教授的论断，中医经典著作共有10部，即《素问》、《灵枢》、《难经》、《神农本草经》、《伤寒论》、《金匮要略》、《中藏经》、《脉经》、《针灸甲乙经》、《黄帝内经太素》。《素问》与《灵枢》合称《黄帝内经》，奠定了中医学理论基础；《难经》对人体生理作了重要阐释；《神农本草经》开本草学先端；《伤寒论》、《金匮要略》创立辨证论治，历来被视为医门之圣书；《中藏经》托名华佗所作，发展了脏腑学说；《脉经》出而立中医脉学；《针灸甲乙经》为首部针灸学专著；《黄帝内经太素》是第一部系统整理《黄帝内经》的著作，亦为医门重典。这十部经典，是中国医药学的理论基础，自古至今，对中医临床、教学、研究都起到重要的指导作用。

此次我社延请中医文献专家，精心选择底本，对十部经典进行了系统整理和点校，将原繁体竖排经典原文改为简体横排，并加现代标点，对经典原文中冷僻字词释义，辅助读者理解。本次点校吸收了最新研究成果，能够体现出当代学术研究的较高水平。如有不妥之处，希请广大读者指正。

学苑出版社医药卫生编辑室
2007年3月

序

医者，仁术也。精其道可以寿世活人，不精而尝试之，盛盛虚虚，必致人夭札而促其寿。是以先贤著书立说，以昭后世，忧之至深而虑之至远。《中医十大经典》所收十种中医典籍，阐千载不传之奥秘，为医家必读之宝典。欲为苍生大医，必须精熟医典，学养深厚，"若不尔者，如无目夜游，动致颠殒"，孙氏思邈，早有此言。所梓十书，诚为从医之津涉，愈疾之钤键，医理之渊薮，杏林之玉圃。精而读之，实践行之，理法方药，融而贯之，必能癃疲以起，夭札以愈。振兴中医，实赖于此。是为序。

北京中医药大学　钱超尘
2007 年 3 月 30 日

前　言

　　《金匮要略方论》是东汉张仲景所著的《伤寒杂病论》中的杂病部分。所谓"杂"者，即驳杂不纯、众多之意；所谓伤寒杂病，即除了伤寒外，还夹杂众多的内科、外科、妇科等病证。

　　《金匮要略方论》，简称《金匮》，是最早的一部研究诸科疾病的专书。理论基础和临床相结合，具有很强的实用价值，其中许多方剂有很高的疗效，所以对后世临床治疗的发展起了很大的作用。因此，《金匮》是祖国医学的古典医籍之一，是治疗"杂病"的典范。

　　张仲景（约公元 150 年～219 年），名机，南郡涅阳（今河南省邓州）人。张仲景生活在战争频繁的东汉末年，经"举孝廉"而官至长沙太守。几次温疫流行，"宗族素多，向余二百，犹未十稔，其死亡者三分有二"，这是他学医的主要原因。是故拜南郡名医张伯祖为师，且勤求古训，以《素问》、《九卷》、《八十一难》为基础，博采前人和当时之众方，写成《伤寒杂病论》。这部书的主要成就，在于发明了辨证论治理论体系，总结了治疗热性病的六经辨证方法和治疗杂病的脏腑经络辨证方法，成为继《内经》、《难经》之后，以高超的技艺和临床经验，以及卓越的理论，贡献于人类的中医巨著。

由于东汉末年至魏晋兵荒马乱，此书散乱遗失。后经晋代王叔和整理，在《脉经》八、九卷中得以保存，并流传下来。

在北宋仁宗时，翰林学士王洙在翰林院得到《金匮玉函要略方》，共有三卷。在英宗（公元 1066 年）时，由林亿等人对这部书进行校勘，将上卷伤寒部分分出，成为《伤寒论》；把中卷和下卷分成三卷二十五篇，为了方便临床，又把下卷的方剂分别列于病证之下，成为《金匮要略方论》。

《金匮要略方论》之"匮"，为"柜"的古字。明代王鏊《震泽长语·杂论》："碎金银四箱，碎银十匮。"《晋书·甘卓传》："其家金匮鸣，声似槌镜，清而悲。"匮，即盛物器具，方形或长方形，后泛指盛放衣物、书籍、文件等用的器具。《书·金縢》："公归，乃纳册于金縢之匮中，王翼日乃瘳。"孙星衍疏："匮者，王逸注《楚辞》云：'匣也。'"所谓金匮，即用黄金做成的藏书匮。"要略"，概要、主旨。《淮南子·要略》汉代高诱题解："作《鸿烈》之书二十篇，略数其要，明其所指，序其微妙。"

《金匮要略》原书文字古奥，言简意赅，有的词意古今发生变化很大，若鳌，不加注释，很难自学明白，明清至今虽有很多注家，但对难以读懂的字词却未加以注释。为了使读者更好地读懂该书,更好地将其应用于临床,故注释是本书的重点,也是作者的初衷。

作者虽然做了很多努力,有的注释仍可能存在着某些缺点,甚至错误,望广大读者不吝赐教。不胜感激。

作　者
2007 年 3 月 25 日

前

言

目　　录

目

录

脏腑经络先后病脉证第一

问曰：上工①治未病②，何也？师曰：夫治未病者，见肝之病，知肝传脾，当先实脾③，四季脾旺④不受邪，即勿补之；中工⑤不晓相传，见肝之病，不解实脾，惟治肝也。

夫肝之病，补用酸，助用焦苦，益用甘味之药调之。酸入肝，焦苦入心，甘入脾。脾能伤⑥肾，肾气微弱，则水不行⑦；水不行，则心火气盛；心火气盛，则伤肺，肺被伤，则金气不行；金气不行，则肝气盛。故实脾，则肝自愈。此治肝补脾之要妙也。肝虚则用此法，实则不在用之。

经曰："虚虚实实，补不足，损有余"，是其义也。余脏准此。（一）

---

①⑤　上工/中工：工是医生，上工指高明的医生，能治愈十分之九的病人。中工指中等的医生，能治愈十分之七的病人。

②　治未病：治未病的脏腑，也就是治疾病可能受到传变的脏腑。

③　实脾：补脾。

④　四季脾旺：四季脾旺，指春、夏、秋、冬每季最后十八天，为脾土旺时，因脾气得助而不虚，便不要先实脾。又作一年四季解。

⑥　伤：在这里有制伏的意思。

⑦　行：通"兴"。唐·韩愈《送窦从事序》："雪霜时降，疠疫不兴。"

夫人禀五常①，因风气②而生长，风气虽能生万物，亦能害万物，如水能浮舟，亦能覆舟。若五脏元真③通畅，人即安和。客气邪风④，中⑤人多死。千般疢难⑥，不越三条：一者，经络受邪，入脏腑，为内所因也；二者，四肢九窍，血脉相传，壅塞不通，为外皮肤所中也；三者，房室、金刃、虫兽所伤。以此详之，病由都尽。

　　若人能养慎，不令邪风干忤⑦经络；适中经络，未流传脏腑，即医治之。四肢才觉重滞，即导引、吐纳⑧、针灸、膏摩⑨，勿令九窍闭塞；更能无犯王法、

　　①　五常：即水、火、金、木、土的五行。五行上应天之五气，下应地之五味，中应人之五脏。

　　②　风气：狭义的风气，指春天的风气；广义的风气，指自然界气候。本义当以后者为是。

　　③　元真：指五脏的元气和真气。

　　④　客气邪风：对主气而叫客气，对正气而叫邪气，总的指致病的不正常的气候而言。

　　⑤　中：侵袭；伤害；中伤。《楚辞·九辩》："憯凄增欷兮，薄寒之中人。"王逸 注："有似迫寒之伤人。"晋·葛洪《抱朴子·对俗》："鬼神众精不能犯，五兵百毒不能中。"《汉书·何武传》："显 怒，欲以吏事中商。"颜师古 注："中，伤之也。"

　　⑥　疢难：疢音趁。疢难，即疾病。

　　⑦　干忤：触犯。南唐·刘崇远《金华子杂编》卷下："朱冲和 五经及第，恃其强敏，好干忤人。"《汉书·礼乐志》："天马徕，执徐时，将摇举，谁与期。"颜师古 注："言当奋摇高举，不可与期也。"

　　⑧　导引吐纳：用意识引导呼吸吐故纳新的方法，而使五脏元真通畅，调整人体平衡能力，可抵抗外界环境变化。

　　⑨　膏摩：用药物粉末摩擦体表的外治法。

禽兽灾伤，房室勿令竭乏，服食①节其冷、热、苦、酸、辛、甘，不遗形体有衰，病则无由入其腠理。腠者，是三焦通会元真之处，为血气所注；理者，是皮肤脏腑之文理也。（二）

问曰：病人有气色②见于面部，愿闻其说。师曰：鼻头色青，腹中痛，苦冷者死；一云腹中冷，苦痛者死。鼻头色微黑者，有水气③。色黄者，胸上有寒；色白者，亡血也，设微赤非时者死④，其目正圆者痉，不治。又色青为痛，色黑为劳，色赤为风，色黄者便难，色鲜明者有留饮。（三）

师曰：病人语声寂然⑤喜惊呼者，骨节间病；语声喑喑然⑥不彻者，心膈间病；语声啾啾然⑦细而长者，头中病。一作痛。（四）

①　服食：服指衣服，食指饮食。服食有节，也是防病之一方面。
②　气色：五脏六腑精华之气上注于面部相应部位，使面部的光泽与颜色发生变化。
③　水气：病名，体内有蓄水。
④　微赤非时者死：赤为火色，见于夏季适时。见于春节为木生火亦可。如见于秋季金气之时，或见于冬季寒水当令之时，皆为非其时。
⑤　寂然：谓寂然不语，或语声低而不可闻。
⑥　喑喑然：指语声不响亮，而不清彻。
⑦　啾啾然：谓唧唧哝哝，语声小而悠长。

师曰：息摇①肩者，心中坚；息引胸中上气者，咳；息张口短气者，肺痿唾沫。（五）

师曰：吸而微数，其病在中焦，实也，当下之即愈；虚者不治。在上焦者，其吸促②，在下焦者，其吸远③，此皆难治。呼吸动摇振振④者，不治。（六）

师曰：寸口⑤脉动者，因其旺时而动⑥。假令肝旺色青，四时各随其色⑦。肝色青而反色白，非其时色脉，皆当病。（七）

问曰：有未至而至⑧，有至而不至，有至而不去，有至而太过，何谓也？师曰：冬至⑨之后，甲子⑩夜半

---

① 息摇：息，呼吸。摇：上升，引申为"抬"。此指抬肩。汉·班固《西都赋》："遂乃风举云摇，浮游溥览。"

② 吸促：吸气短促，止于胸肺。

③ 吸远：吸气深远而长，达于腹部。

④ 振振：是形容全身振动不稳。

⑤ 寸口：指两手桡动脉，包括寸关尺三部。

⑥ 旺时而动：肝旺于春，脉弦。心旺于夏，脉钩。肺旺于秋，脉毛。肾旺于冬，脉石。脾旺于长夏，脉代。

⑦ 四时各随其色：指春色青，夏色赤，秋色白，冬色黑，长夏色黄。

⑧ 未至而至：时令未至，而气候已至。前"至"字指时令，后"至"字指气候。

⑨ 冬至：二十四个节气之一，农历十一月间。

⑩ 甲子：指冬至之后，第一个甲子日夜半时。

少阳起，少阳之时①，阳始生，天得温和。以未得甲子，天因温和，此为未至而至也；以得甲子，而天未温和，为至而不至也；以得甲子，而天大寒不解，此为至而不去也；以得甲子，而天温如盛夏五六月时，此为至而太过也。（八）

师曰：病人脉浮者在前②，其病在表；浮者在后③，其病在里，腰痛背强④不能行，必短气而极也。（九）

问曰：经云："厥阳独行"，何谓也？师曰：此为有阳无阴，故称厥阳。（十）

问曰：寸脉沉大而滑，沉则为实，滑则为气，实气相搏，血气入脏即死，入腑即愈，此为卒厥⑤，何谓也？师曰：唇口青，身冷，为入脏⑥即死；如身和，汗自出，为入腑即愈。（十一）

脏腑经络先后病脉证第一

---

① 少阳之时：三阴三阳各旺六十日，共三百六十日。冬至之后正是少阳当令。

② 浮者在前：是浮脉在关脉之前，也就是寸脉浮。

③ 浮者在后：是浮脉在关脉之后，也就是尺脉浮。

④ 强：通"僵"。僵硬，不灵活。南朝·宋·刘义庆《世说新语·文学》："殷仲堪云：'三日不读《道德经》，便觉舌本间强。'"《素问·至真要大论》："诸燥狂越，皆属于火。诸暴强直，皆属于风。"高世栻注："诸一时卒暴，筋强而直，屈伸不能。"

⑤ 卒厥：突然昏倒。

⑥ 入脏，入腑：病气入脏是向里，病气入腑是向外也。

问曰：脉脱①入脏即死，入腑即愈，何谓也？师曰：非为一病，百病皆然。譬如浸淫疮②，从口起流向四肢者可治，从四肢流来入口者不可治；病在外者可治，入里者即死。（十二）

问曰：阳病十八，何谓也？师曰：头痛、项、腰、脊、臂、脚掣痛。阴病十八，何谓也？师曰：咳、上气、喘、哕、咽、肠鸣、胀满、心痛、拘急。五脏病各有十八，合为九十病，人又有六微③，微有十八病，合为一百八病，五劳、七伤、六极、妇人三十六病，不在其中。

清邪居上，浊邪居下，大邪中表，小邪中里，檠饪④之邪，从口入者，宿食也。五邪中人，各有法度，风中于前，寒中于暮⑤，湿伤于下，雾伤于上，风令脉浮，寒令脉急，雾伤皮腠，湿流关节，食伤脾胃，极寒伤经，极热伤络。（十三）

问曰：病有急当救里救表者，何谓也？师曰：病，医下之，续得下利清谷不止，身体疼痛者，急当救里；

① 脉脱：指脉乍伏不见，是邪气阻遏正气，血脉一时不通所致。

② 浸淫疮：是皮肤病之一种，能从局部遍及全身。

③ 六微：即六腑。

④ 檠饪：檠同馨，谷类也。饪音任，檠饪指饮食。

⑤ 暮：为"莫"的今字。"莫"通"幕"。《史记·廉颇蔺相如列传》："以便宜置吏，市租皆输入莫府，为士卒费。""幕"，金属币的背面。《汉书》："文独为王面，幕为夫人面。"韦昭云："幕，钱背也。"

后身体疼痛，清便自调者，急当救表也。（十四）

夫病痼疾①加以卒病，当先治其卒病②，后乃治其痼疾也。（十五）

师曰：五脏病各有所得③者愈，五脏病各有所恶④，各随其所不喜者为病。病者素不应⑤食，而反暴思之，必发热也。（十六）

夫诸病在脏，欲攻之，当随其所得⑥而攻之，如渴者，与猪苓汤。余皆仿此。（十七）

---

① 痼疾：经久难愈的旧病。
② 卒病：突然发作的新病。
③ 所得：指五脏病得其所宜之气、之味、之处，以安脏气而祛病也。
④ 所恶：指病人所厌恶的饮食居处。
⑤ 应：曾。
⑥ 所得：指所受到的邪气。

痓湿暍病脉证治第二

太阳病，发热无汗，反①恶寒者，名曰刚痓②。（一）

太阳病，发热汗出，而不③恶寒，名曰柔痓。（二）

太阳病，发热，脉沉而细者，名曰痓，为难治④。（三）

太阳病，发汗太多，因致痓。（四）

夫风病⑤，下之则痓，复发汗，必拘急。（五）

疮家⑥虽身疼痛，不可发汗，汗出则痓。（六）

病者身热足寒，颈项强急，恶寒，时头热，面赤，

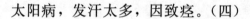

① "反"上《玉函》第一条《千金翼》有"而"字，《甲乙经》无"反"字，古本"反"作"及"。

② 痓：抽搐。《素问·至真要大论》说："诸痓项强皆属于湿。"《灵枢·经筋》云："病在此者主痫瘛及痓。"

③ 《巢源》无"不"字，《脉经》"不恶寒"下细注："一云'恶寒'。"

④ 《伤寒论》、《玉函经》、《脉经》，并无"为难治"三字。

⑤ 风病：有两种解释，一说指太阳中风或风温的外风，一说指木枯血燥的内风。二者并通，但以前说为妥。

⑥ 疮家：有两种含义：一指久患疮疡的人，二是"疮"古与"创"通，指被刀斧等器械所伤，出血过多的人。

目赤，独头动摇，^① 卒口噤^②，背反张者，痉病也。^③若发其汗者，寒湿相得^④，其表益虚，即恶寒甚。（七）

发其汗已，其脉如蛇，^⑤ 暴腹胀大者，为欲解。脉如故，反伏弦者^⑥，痉。（八）

夫痉脉，按之紧如^⑦弦直上下^⑧行。一作筑筑而弦。《脉经》云：痉家其脉伏坚，直上下。（九）

痉病有灸疮^⑨，难治。（十）

太阳病，其证备，身体强，几几^⑩然，脉反沉迟，此为痉，栝蒌桂枝汤主之。（十一）

栝蒌桂枝汤方：

栝蒌根二两　　桂枝三两　　芍药三两　　甘草二两　　生姜三

① 《伤寒论》"目赤"间有"脉"字，"动"作"面"。

② 卒口噤：卒，突然。口噤，牙关紧闭不能言语。

③ 《伤寒论》无"若发其汗"以下二十五字，《玉函》、《脉经》无"若发其汗"以下十七字。

④ "相得"，程、徐注本作"相搏"。

⑤ 《脉经》作"痉病发其汗已，其脉洽洽如蛇"，置"暴腹胀大者"条首。原注"洽"，《医统》本作"洽洽"；《衍义》本作"沧沧"。

⑥ 反伏弦者，《玉函》、《脉经》"伏"并作"复"。

⑦ 如：用作连词表示顺承，可译为"而"。

⑧ 上下："上"指脉的寸部，"下"指脉的尺部，上下行，谓自寸至尺部。

⑨ 灸疮：因火灸所引起的疮病。

⑩ 几几：成无己：伸颈之貌也。

两　大枣十二枚

上六味，以水九升，煮取三升，分温三服，取微汗。汗不出，食顷，啜热粥发之。

太阳病，无汗而小便反少，气上冲胸，口噤不得语，欲作刚痉，葛根汤主之。（十二）

葛根汤方：

葛根四两　麻黄三两（去节）　桂枝二两（去皮）　芍药二两　甘草二两（炙）　生姜三两　大枣十二枚

上七味，㕮咀①，以水一斗，先煮麻黄、葛根，减二升，去沫，内②诸药，煮取三升，去滓，温服一升，覆取微似汗，不须啜粥，余如桂枝汤法将息及禁忌。

痉为病，一本痉字上有刚字。胸满，口噤，卧不着席，脚挛急，必齘齿③，可与大承气汤。（十三）

大承气汤方：

大黄四两（酒洗）　厚朴半斤（炙，去皮）　枳实五枚（炙）　芒硝三合

上四味，以水一斗，先煮二物，取五升，去滓，内大黄，煮取二升，去滓，内芒硝，更上火微一二沸，分温再服，得下止服。

---

①　㕮咀（fǔ jǔ）：咬碎的意思。李杲云："㕮咀，古制也。古无刀，以口咬细，令如麻豆煎之。"

②　内：同纳。

③　齘齿：指痉病中牙齿相摩切的症状。

太阳病，关节疼痛而烦，脉沉而细—作缓。者，此名湿痹。①《玉函》云中湿。湿痹之候，小便不利，大便反快，但当利其小便。（十四）

湿家之为病，一身尽疼—云疼烦。发热，身色如熏黄也。（十五）

湿家，其人但头汗出，背强，欲得被覆向火。若下之早②则哕③，或胸满，小便不利④，—云利舌上如胎⑤者，以丹田⑥有热，胸上有寒⑦，渴欲得饮而不能饮，则口燥烦⑧也。（十六）

湿家下之，额上汗出，微喘，小便利—云不利者死；若下利不止者，亦死。（十七）

风湿相搏，一身尽疼痛，法当汗出而解，值天阴雨不止，医云此可发汗，汗之病不愈者，何也？盖发

---

① 《玉函》、《脉经》、《千金翼》"细"作"缓"，"此名湿痹"，作"为中湿"。

② "若下之早"，古本作"若下之太早"。

③ 哕：音郁，即呃逆。

④ "不利"，《玉函》、《脉经》、《千金翼》作"利"；《脉经》细注：一云"不利"。

⑤ 如胎：胎，同苔。如胎，指舌上湿润白滑，似胎非胎。

⑥ 丹田：穴名，在脐下三寸，这里是泛指下焦，与胸上对举。

⑦ 《伤寒论》"胸上"作"胸中"。

⑧ 《脉经》、《千金翼》"渴欲"下无"得"字，"口燥"下无"烦"字。

其汗，汗大出者，但风气去，湿气在，是故不愈也。若治风湿者，发其汗，但微微似欲出汗者，风湿俱去也。（十八）

湿家病身疼发热，面黄而喘，头痛鼻塞而烦，其脉大，自能饮食，腹中和无病，病在头中寒湿，故鼻塞，内药鼻中则愈。《脉经》云：病人喘，而无湿家病以下至而喘十一字。（十九）

湿家身烦疼，可与麻黄加术汤发其汗为宜，慎不可以火攻[①]之。（二十）

麻黄加术汤方：

麻黄三两（去节）　桂枝二两（去皮）　甘草一两（炙）
杏仁七十个（去皮尖）　白术四两

上五味，以水九升，先煮麻黄，减二升，去上沫，内诸药，煮取二升半，去滓，温服八合，覆取微似汗。

病者一身尽疼，发热，日晡所[②]剧者，名风湿。此病伤于汗出当风，或久伤取冷[③]所致也。可与麻黄杏仁薏苡甘草汤。（二十一）

----

① 火攻：用火法治疗疾病。如烧针、艾灸、熨熏等。陆渊雷云："火攻乃汉末俗医常用之法，故仲景屡以为戒"。
② 日晡所：晡，指申时，下午三点至五点。所，不定之词，表约数。此句意思是指大约傍晚时间。
③ 取冷：贪凉的意思。

麻黄杏仁薏苡甘草汤方：

麻黄半两（去节，汤泡）　甘草一两（炙）　薏苡仁半两
杏仁十个（去皮尖，炒）

上剉麻豆大，每服四钱匕，水盏半，煮八分，去
滓，温服，有微汗，避风。

风湿，脉浮、身重，汗出恶风者，防己黄芪汤[①]主
之。（二十二）

防己黄芪汤方：

防己一两　甘草半两（炒）　白术七钱半　黄芪一两一分
（去芦）

上剉麻豆大，每抄五钱匕，生姜四片，大枣一枚，
水盏半，煎八分，去滓，温服，良久再服。喘者加麻黄
半两，胃中不和者加芍药三分，气上冲者加桂枝三分，
下有陈寒者加细辛三分。服后当如虫行皮中，从腰下如
冰，后坐被上，又以一被绕腰以下，温令微汗，差。

伤寒八九日，风湿相搏，身体疼烦，不能自转侧，
不呕不渴[②]，脉浮虚而涩[③]者，桂枝附子汤主之；若大

---

①　"防己黄芪汤"，《脉经》名"防己汤"，《活人书》名"汉防己
汤"。《千金》卷八"风痹门"载"治风湿脉浮身重，汗出恶风方"为：
"汉防己四两，甘草二两，黄芪五两，生姜、白术各三两，大枣十二枚。
右六味，㕮咀，以水六升，煮取三升，分三服，服了坐被中，欲解如虫
行皮中，卧取汗。"惟方后无加减法，当是《金匮》原方。

②　"不渴"下，《千金翼》有"下已"二字，《外台》有"下之"二字。

③　"浮虚而涩"，《千金翼》作"浮而紧"。

便坚①，小便自利者，去桂加白术汤主之。（二十三）

桂枝附子汤方：

桂枝四两（去皮）　生姜三两（切）　附子三枚（炮去皮，破八片）　甘草二两（炙）　大枣十二枚（擘）

上五味，以水六升，煮取二升，去滓，分温三服。

白术附子汤方②：

白术二两　附子一枚半（炮去皮）　甘草一两（炙）　生姜一两半（切）　大枣六枚

上五味，以水三升，煮取一升，去滓，分温三服。一服觉身痹，半日许再服，三服都尽，其人如冒③状，勿怪，即是术、附并走皮中，逐水气，未得除故耳。

风湿相搏，骨节疼烦，掣痛不得屈伸，近之则痛

---

①　《伤寒论》"坚"作"鞕"，《脉经》、《外台》同。

②　《伤寒论》"白术附子汤方"作"去桂加白术汤方"，即原桂枝附子汤方去桂加白术四两，方后云："上五味，以水六升，煮取两升，……法当加桂四两。此本一方二法：以大便鞕、小便自利，去桂也；以大便不鞕、小便不利，当加桂。附子三枚，恐多也。虚弱家及产妇，宜减服之"。

③　冒：通"瞀"、"愗"、"闷"。烦闷；昏闷；昏厥。《说文解字通训定声》："冒，假借为瞀。"《集韵》："闷，《说文》：'瞀也，或作愗。'"《晏子春秋·内篇问上》："吴越受令，荆楚愗忧。"王念孙杂志："愗者，闷之借字。"《礼记·问丧》："孝子亲死，悲哀志瞀，故匍匐而哭之。"另一解作昏。隋·王通《中说·天地》："子谓叔恬曰：汝不为续《诗》乎，则其视七代损益终瞀然也。"阮逸注："瞀，昏也。"《素问·玉机真藏论》："（春脉）太过则令人善怒，忽忽眩冒而巅疾。"《医宗金鉴·张仲景·伤寒论·太阳病下》："其人因致冒，冒家汗出自愈。"集注引程知曰："冒者，神识不清，如有物为之冒蒙也。"《灵枢·经脉》："闷则急坐之也。"

剧，汗出短气，小便不利，恶风不欲去衣，或身微肿者，甘草附子汤主之。（二十四）

甘草附子汤方：

甘草二两（炙） 白术二两 附子二枚（炮，去皮） 桂枝四两（去皮）

上四味，以水六升，煮取三升，去滓。温服一升，日三服，初服得微汗则解，能食，汗出复烦者，服五合。恐一升多者，服六、七合为妙。

太阳中暍①，发热恶寒，身重而疼痛，其脉弦细芤迟。小便已，洒洒②然毛耸，手足逆冷，小有劳，身即热，口开，前板齿燥。若发其汗，则恶寒甚；加温针，则发热甚；数下之，则淋甚。（二十五）

太阳中热者，暍是也。汗出恶寒，身热而渴，白虎加人参汤主之。（二十六）

白虎加人参汤③方：

知母六两 石膏一斤（碎） 甘草二两 粳米六合 人参三两

上五味，以水一斗，煮米熟汤成，去滓，温服一

痉湿暍病脉证治第二

---

① 中暍（yè）：暍，《说文》："伤暑也"。中暍，即中暑。

② 洒洒（xǐxǐ）：通"洗洗"。《孟子·梁惠王上》："愿比死者一洒之。"朱熹注："洒，与洗同。"《素问·风论》："腠理开洒然寒。"王冰注："洒然，寒貌。"《素问·疏五过论》："洒洒然时惊。"

③ 《玉函》、《脉经》无"加人参"三字。

升，日三服。

太阳中暍，身热疼重，而脉微弱，此以夏月伤冷水，水行皮中所致也。一物瓜蒂汤主之。[①]（二十七）

一物瓜蒂汤方：

瓜蒂二十个

上锉，以水一升，煮取五合，去滓，顿服。

---

① 《伤寒论》、《玉函》、《脉经》并无"一物瓜蒂汤主之"七字，古本作"猪苓加人参汤主之"。

百合狐惑阴阳毒病脉证治第三

论曰：百合病①者，百脉一宗②，悉致其病也③。意欲食复不能食，常默默④，欲卧不能卧，欲行不能行，欲饮食，或有美时，或有不用⑤闻食臭时，如寒无寒，如热无热，口苦，小便赤，诸药不能治，得药则剧吐利，如有神灵者，身形如和，其脉微数。

每溺⑥时头痛者，六十日乃愈；若溺时头不痛，淅然⑦者，四十日愈；若溺快⑧然，但头眩者，二十日愈。

其证或未病而预见，或病四、五日而出，或病二十日或一月微见⑨者，各随证治之。（一）

百合病发汗后者，百合知母汤主之。（二）

---

① 百合病：病名。根据该病病机"百脉一宗，悉致其病也"和用百合治疗本病有效而得其名。

② 百脉一宗："宗"，"聚也"，"本也"。百脉一宗，谓人体血脉分之可百，但同归心肺所主则一，即指人体百脉，同出一源。

③ 悉致其病也："悉"，"尽"之意。此指百合病影响整体，全身经脉都受累而致病。

④ "默默"，《补正》作"默然"。

⑤ "不用"《心典》作"不欲"。

⑥ 溺：同"尿"，指小便。

⑦ 淅然：形容怕风、寒慄之意。

⑧ "快"《本义》作"快"。

⑨ "微见"《巢源》作"复见"，《千金》作"后见"。

百合知母汤方：

百合七枚（擘） 知母三两（切）

上先以水洗百合，渍一宿，当白沫出，去其水，更以泉水二升，煎取一升，去滓；别以泉水二升煎知母，取一升，去滓；后合和，煎取一升五合，分温再服。

百合病下之后者，滑石代赭汤主之。[①]（三）

滑石代赭汤方：

百合七枚（擘） 滑石三两（碎，绵裹） 代赭石如弹丸大一枚（碎、绵裹）

上先以水洗百合，渍一宿，当白沫出，去其水，更以泉水二升，煎取一升，去滓；别以泉水二升煎滑石、代赭，取一升，去滓；后合和重煎，取一升五合，分温服。

百合病，吐之后者，用后方主之。[②]（四）

百合鸡子汤方：

百合七枚（擘） 鸡子黄一枚

上先以水洗百合，渍一宿，当白沫出，去其水，更以泉水二升，煎取一升，去滓，内鸡子黄，搅匀，

---

① 《千金》作"治百合病已经下之后更发者，百合滑石汤主之"。《外台》作"又下之已更发者，百合滑石代赭汤主之方"。

② 《千金》作"治百合病已经吐之后，更发者，百合鸡子方"，《外台》"又吐之已更发者，百合鸡子汤主之方"。

煎五分，温服。

百合病①，不经吐、下、发汗②，病形如初③者，百合地黄汤主之。（五）

百合地黄汤方：

百合七枚（擘）　生地黄汁一升

上以水洗百合，渍一宿，当白沫出，去其水，更以泉水二升，煎取一升，去滓，内地黄汁，煎取一升五合，分温再服。中病，勿更服。大便当如漆。

百合病一月不解，变成渴者，百合洗方主之。（六）

百合洗方：

上以百合一升，以水一斗，渍之一宿，以洗身。洗已，食煮饼，勿以盐豉也。

百合病，渴不差者，用后方主之。（七）

栝蒌牡蛎散方：

栝蒌根　牡蛎（熬）等分

上为细末，饮服方寸匕，日三服。

百合病变发热者，一作发寒热。百合滑石散主之。（八）

---

① 《千金》"百合病"下有"始"字。

② 《外台》"不经吐下发汗"作"不吐不下不发汗"。

③ "如初"下无"者"字。

百合滑石散方:

百合一两（炙）　滑石三两

上为散，饮服方寸匕，日三服。当微利者，止服，热则除。

百合病见于阴者，以阳法救之；见于阳者，以阴法救之。见阳攻阴，复发其汗，此为逆，见阴攻阳，乃复下之，此亦为逆。[①]（九）

狐蜮之为病，状如伤寒，默默欲眠，目不得闭，卧起不安，蚀[②]于喉为蜮[③]，蚀于阴[④]为狐[⑤]，不欲饮食，恶闻食臭，其面目乍[⑥]赤、乍黑、乍白。蚀于上部[⑦]则声喝[⑧]一作嗄[⑨]，甘草泻心汤主之。（十）

---

① 《脉经》两处"为逆"下，均有"其病难治"四字。《千金》此条作"论曰：百合病，见在于阴而攻其阳，则阴不得解也，复发其汗，为逆也；见在于阳而攻其阴，则阳不得解也，复下之，其病不愈。"

② 蚀：即腐蚀。《韵会》：凡物侵蠹皆曰蚀。

③ 蜮：同"蟨"。《说文》："蟨，短狐也。以气躲害人。"《经典释文》："蟨，状如鳖，三足。一名射工，俗呼之水弩。在水中含沙射人。一云射人影。"《抱朴子·登涉篇》："短狐，一名蟨，一名射工，一名射影，其实水虫也，状如鸣蜩，状似三合杯，有翼能飞，无目而利耳，口中有横物角弩，如闻人声，缘口中物如角弩，以气为矢，则因水而射人，中人身者即发病，中影者亦病。"

④ 阴：即指前后二阴。

⑤ 狐：又称"狐刺"，此也包括后阴肛门之疮。

⑥ 乍：《广雅·释言》："暂也"。此处引申为忽然之意。

⑦ 上部：此指咽喉部。

⑧ 声喝（yè）：指说话声音嘶哑或噎塞不利。

⑨ 嗄（shà）：指声音嘶哑。

甘草泻心汤方：

甘草四两　黄芩三两　人参三两　干姜三两　黄连一两
大枣十二枚　半夏半升

上七味，水一斗，煮取六升，去滓再煎，温服一
升，日三服。

蚀于下部①则咽干，**苦参汤**洗之。②（十一）

蚀于肛者，雄黄熏之。（十二）

雄黄

上一味为末，筒瓦二枚合之，烧，向肛熏之。《脉
经》云：病人或从呼吸上蚀其咽，或从下焦蚀其肛阴，蚀上为惑，蚀下
为狐，狐惑病者，猪苓散主之。

病者脉数，无热③，微烦，默默但欲卧，汗出，初得
之三、四日，目赤如鸠眼④；七、八日，目四眦⑤一本此有黄
字黑。若能食者，脓已成也，赤豆当归散主之。（十三）

赤豆当归散方：

赤小豆三升（浸，令芽出，曝干）　当归⑥

---

① 下部：这里指前阴。

② "苦参汤洗之"后，赵刻本阙，徐、沈、尤、《金鉴》注本有"苦
参汤方：苦参一升，以水一斗，煎取七升，去滓。熏洗，日三服"。宜从。

③ 无热：谓无寒热，是无表证的互词。

④ 鸠眼：鸠，鸟名，俗称斑鸠，其目色赤。

⑤ 四眦：眦，即眼角。四眦指两眼内外眦。

⑥ 据《千金要方·卷十》，当归作"三两"。《金匮要略今释》据宋
本及俞桥本，当归作"十两"。

上二味，杵为散，浆水①服方寸匕，日三服。

阳毒之为病，面赤斑斑如锦纹②，咽喉痛，唾脓血。五日可治，七日不可治，升麻鳖甲汤主之。（十四）

阴毒之为病，面目青，身痛如被杖③，咽喉痛。五日可治，七日不可治，升麻鳖甲汤去雄黄、蜀椒主之。（十五）

升麻鳖甲汤方：

升麻二两　当归一两　蜀椒一两（炒，去汗）　甘草二两

雄黄半两（研）　鳖甲手指大一片（炙）

上六味，以水四升，煮取一升，顿服之，老小再服④，取汗。《肘后》、《千金方》：阳毒用升麻汤，无鳖甲，有桂；阴毒用甘草汤，无雄黄。

---

① 浆水：浆，酢也。《本草纲目》称浆水又名酸浆。嘉谟云："炊粟米熟，投冷水中，浸五、六日，味酸，生白花，色类浆，故名。"此法现已少用。

② 锦纹：指有彩色花纹的丝织品。此形容面部如织锦上面的花纹。

③ 身痛如被杖：形容身如受木杖打击一样疼痛。

④ 老小再服：老人和小孩分两次服。

疟病脉证并治第四

师曰：疟脉自弦，弦数者多热；弦迟者多寒。弦小紧①者下之差②，弦迟者可温之，弦紧者可发汗，针灸也，浮大者可吐之，弦数者风发③也，以饮食消息止之。（一）

病疟以月一日发，当以十五日④愈，设不差，当月尽解⑤；如其不差，当云何？师曰：此结为症瘕，名曰疟母⑥，急治之，宜鳖甲煎丸。（二）

鳖甲煎丸方：

鳖甲十二分（炙）　乌扇三分（烧）　黄芩三分　柴胡六分　鼠妇三分（熬）　干姜三分　大黄三分　芍药五分　桂枝三分　葶苈一分（熬）　石韦三分（去毛）　厚朴三分　牡丹五分（去心）　瞿麦二分　紫葳三分　半夏一分　人参一分　䗪

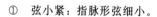

---

①　弦小紧：指脉形弦细小。

②　差：同瘥。病愈的意思。

③　风发："风"泛指邪气，"风发"指感受风邪而发热。

④　十五日：农历以五日为一候，三候为一节气，即十五日。

⑤　当月尽解：即指十五日不愈，又要更一旺气，即再过十五日，共三十日，疟病应当痊愈。

⑥　疟母：母通痞，疟母指疟病迁延日久不愈，痰聚血瘀，结于胁下，形成痞块的病证。如久疟之后出现脾脏肿大者，即属本病。

虫五分（熬）　阿胶三分（炙）　蜂窝四分（炙）　赤硝十二分
蜣螂六分（熬）　桃仁二分

上二十三味，为末，取锻灶下灰一斗，清酒一斛五斗，浸灰，候酒尽一半，着鳖甲于中，煮令泛烂如胶漆，绞取汁，内诸药，煎为丸，如梧子大，空心服七丸，日三服。《千金方》鳖甲十二片，又有海藻三分，大戟一分，䗪虫五分，无鼠妇、赤硝二味，以鳖甲煎和诸药为丸。

师曰：阴气孤绝，阳气独发①，则热而少气烦冤②，手足热而欲呕，名曰瘅疟。若但热不寒者，邪气内藏于心，外舍③分肉④之间，令人消铄⑤脱肉。（三）

温疟者，其脉如平，身无寒但热，骨节疼烦，时呕，白虎加桂枝汤主之。（四）

白虎加桂枝汤方：

知母六两　甘草二两（炙）　石膏一斤　粳米二合　桂枝三两（去皮）

上剉，每五钱，水一盏半，煎至八分，去滓，温服，汗出愈。

---

① 阴气孤绝，阳气独发：此指阴津（液）不足，邪热亢盛。
② 烦冤：心中烦闷不舒。
③ 外舍：邪气留于外。
④ 分肉：一指皮内近骨之肉；一指肌肉，前人称肌肉外层为白肉，内层为赤肉，赤白相分叫分肉。
⑤ 消铄：指消损。

疟多寒者，名曰牝疟，蜀漆散主之。（五）

蜀漆散方：

蜀漆（洗去腥）　云母（烧二日夜）　龙骨等分

上三味，杵为散，未发前以浆水服半钱。温疟加
蜀漆半分，临发时服一钱匕。一方云母作云实。

[附《外台秘要》方]

牡蛎汤：治牝疟。

牡蛎四两（熬）　麻黄四两（去节）　甘草二两　蜀漆
三两

上四味，以水八升，先煮蜀漆、麻黄，去上沫，得
六升，内诸药，煮取二升，温服一升。若吐，则勿更服。

柴胡去半夏加栝蒌根汤：治疟病发渴者，亦治
劳疟。

柴胡八两　人参　黄芩　甘草各三两　栝蒌根四两
生姜二两　大枣十二枚

上七味，以水一斗二升，煮取六升，去滓，再煎，
取三升，温服一升，日二服。

柴胡桂姜汤：治疟寒多微有热，或但寒不热。服一
剂如神。

柴胡半斤　桂枝三两（去皮）　干姜二两　栝蒌根四两
黄芩三两　牡蛎三两（熬）　甘草二两（炙）

上七味，以水一斗二升，煮取六升，去滓，再煎，
取三升，温服一升，日三服。初服微烦，复服汗出便愈。

疟病脉证并治第四

中风历节病脉证并治第五

夫风之为病，当半身不遂，或但臂不遂者，此为痹①。脉微而数，中风使然。（一）

寸口脉浮而紧，紧则为寒，浮则为虚；寒虚相搏，邪在皮肤；浮者血虚，络脉空虚；贼邪不泻②，或左或右；邪气反缓，正气即急，正气引邪，喝僻③不遂。

邪在于络，肌肤不仁；邪在于经，即重不胜④；邪入于腑，即不识人；邪入于脏，舌即难言⑤，口吐涎。（二）

侯氏黑散：治大风⑥四肢烦重，心中恶寒不足⑦者。《外台》治风癫。

菊花四十分　白术十分　细辛三分　茯苓三分　牡蛎三

---

① 痹：指中风病机，经络血脉气血不通。
② 贼邪不泻：贼邪指伤人之邪气，如风邪、寒邪等。不泻是说邪气留于经络血脉，不能排出。
③ 喝僻：指口眼歪斜。
④ 重不胜：指肢体重滞，不易举动。
⑤ 舌即难言：谓舌强，语言不清。
⑥ 大风：古代证候名称，指中风重症。
⑦ 心中恶寒不足：心中空冷之意。

分　桔梗八分　防风十分　人参三分　矾石三分　黄芩五分　当归三分　干姜三分　芎䓖三分　桂枝三分

上十四味，杵为散，酒服方寸匕，日一服，初服二十日，温酒调服，禁一切鱼肉大蒜，常宜冷食，六十日止，即药积在腹中不下也。热食即下矣，冷食自能助药力。

寸口脉迟而缓，迟则为寒，缓则为虚；营缓①则为亡血，卫缓则为中风。邪气中经，则身痒而瘾疹②；心气不足，邪气入中③，则胸满而短气。（三）

风引④汤：除热瘫痫。⑤

大黄　干姜　龙骨各四两　桂枝三两　甘草　牡蛎各二两　寒水石　滑石　赤石脂　白石脂　紫石英　石膏各六两

上十二味，粗筛，以韦囊⑥盛之，取三指撮，井花水三升，煮三沸，温服一升。治大人风引，少小惊痫瘛疭，日数十发，医所不疗，除热方。巢氏云：脚气宜风引汤。

---

① 缓：弱；软弱。三国·魏·嵇康《与山巨源绝交书》："性复疏懒，筋驽肉缓。"《新五代史·后蜀世家·孟知祥》："六月，虔钊等至成都，知祥宴劳之，虔钊奉觞起为寿，知祥手缓不能举觞，遂病。"
② 瘾疹：即风疹类疾病，由邪气闭于肌表，故时发时止。
③ 入中：指邪气内传，伤于脏腑。
④ 风引：抽风牵引症状，即抽搐。
⑤ 瘫痫：瘫是肢体瘫痪证，痫是癫痫病。
⑥ 韦囊：古代的药袋。

防己地黄汤①：治病如狂状，妄行，独语不休，无寒热，其脉浮。

防己—钱　桂枝三钱　防风三钱　甘草二钱

上四味，以酒一杯，浸之一宿，绞取汁，生地黄二斤，咬咀，蒸之如斗米饭久，以铜器盛其汁，更绞地黄汁，和，分再服。

头风摩散②**方：**

大附子—枚（炮）　盐等分

上二味为散，沐了，以方寸匕，已摩疾上，令药力行。

寸口脉沉而弱，沉即主骨，弱即主筋，沉即为肾，弱即为肝。汗出入水中，如水伤心，历节黄汗③出，故曰历节。（四）

跌阳脉④浮而滑，滑则谷气实，浮则汗自出。（五）

---

①　《千金·第十四卷·风眩门》："治言语狂错，眼目霍霍，或言见鬼，精神昏乱。防己、甘草各二两，桂心、防风各三两，生地黄五斤别切，勿合药渍，疾小轻用二斤，右五味，咬咀，以水一升，渍之一宿，绞汁，著一面；取其滓，著竹篑上，以地黄著药滓上，于三斗米下蒸之，以铜器承取汁，饭熟，以向前药汁合绞取之，分再服。"

②　摩散：以散剂药粉摩擦患部。

③　黄汗：汗出色黄之症状。

④　跌阳脉：在足背上五寸骨间动脉处，即冲阳穴，可候胃气变化。浮而滑，示有胃热，故可见里热熏蒸汗出。

少阴脉①浮而弱，弱则血不足，浮则为风，风血相搏，即疼痛如掣。（六）

盛人②脉涩小，短气，自汗出，历节痛，不可屈伸，此皆饮酒汗出当风所致。（七）

诸肢节疼痛，身体魁羸③，脚肿如脱④，头眩短气，温温⑤欲吐，桂枝芍药知母汤主之。（八）

桂枝芍药知母汤方：

桂枝四两　芍药三两　甘草二两　麻黄二两　生姜五两　白术五两　知母四两　防风四两　附子二枚（炮）

上九味，以水七升，煮取二升，温服七合，日三服。

味酸则伤筋，筋伤则缓，名曰泄。咸则伤骨，骨伤则痿，名曰枯。枯泄相搏，名曰断泄。营气不通，

中风历节病脉证并治第五

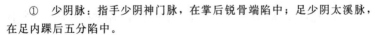

① 少阴脉：指手少阴神门脉，在掌后锐骨端陷中；足少阴太溪脉，在足内踝后五分陷中。

② 盛人：指身体肥胖的人。

③ 魁羸：形容关节肿大。沈氏、尤氏、《金鉴》俱作"尪羸"，是指身体瘦弱。

④ 脚肿如脱：形容两脚肿胀，且又麻木不仁，似乎和身体要脱离一样。

⑤ 温温：作愠愠解，谓心中郁热烦闷不舒。

卫不独行，营卫俱微，三焦无所御①，四属断绝②，身体羸瘦，独足肿大，黄汗出，胫冷。假令发热，便为历节也。（九）

病历节不可屈伸，疼痛，乌头汤主之。（十）

乌头汤方：治脚气疼痛，不可屈伸。

麻黄　芍药　黄芪各三两　甘草三两（炙）　川乌五枚（㕮咀，以蜜二升，煎取一升，即出乌头）

上五味，㕮咀四味，以水三升，煮取一升，去滓，内蜜煎中，更煎之，服七合。不知，尽服之。

矾石汤：治脚气冲心③。

矾石二两

上一味，以浆水一斗五升，煎三五沸，浸脚，良。

30

《古今录验》续命汤：治中风痱④，身体不能自收持，口不能言，冒昧不知痛处，或拘急不得转侧。姚云：与大续命同，兼治妇人产后出血者，及老人小儿。

麻黄　桂枝　当归　人参　石膏　干姜　甘草各三两　芎䓖一两　杏仁四十枚

上九味，以水一斗，煮取四升，温服一升，当小

---

① 三焦无所御：御作"统驭"、"统治"解；指营卫之气不能灌通三焦，空虚也。

② 四属断绝：身体四肢的气血营养得不到供给。

③ 脚气冲心：指脚气病有病气上冲，引起心悸、气喘、呕吐等症。

④ 痱：是指四肢不痛，废而不收。

汗，薄覆脊，凭几坐，汗出则愈；不汗，更服。无所禁，勿当风。并治但伏不得卧，咳逆上气，面目浮肿。

《千金》三黄汤：治中风手足拘急，百节疼痛，烦热心乱，恶寒，经日不欲饮食。

麻黄_{五分}　独活_{四分}　细辛_{二分}　黄芪_{二分}　黄芩_{三分}

上五味，以水六升，煮取二升，分温三服，一服小汗，二服大汗。心热加大黄二分，腹满加枳实一枚，气逆加人参三分，悸加牡蛎三分，渴加栝蒌根三分，先有寒加附子一枚。

《近效方》术附汤：治风虚头重眩，苦极，不知食味，暖肌补中，益精气。

白术_{二两}　甘草_{一两（炙）}　附子_{一枚半（炮去皮）}

上三味，剉，每五钱匕，姜五片，枣一枚。水盏半，煎七成，去滓，温服。

崔氏八味丸：治脚气上入，少腹不仁。

干地黄_{八两}　山茱萸_{四两}　薯蓣_{四两}　泽泻　茯苓　牡丹皮_{各三两}　桂枝_{一两}　附子_{一两（炮）}

上八味，末之，炼蜜和丸，梧子大。酒下十五丸，日再服。

《千金方》越婢加术汤：治肉极[①]，热则身体津脱，

---

① 肉极：指肌肉极度消瘦而言。

汗，薄覆脊，凭几坐，汗出则愈；不汗，更服。无所禁，勿当风。并治但伏不得卧，咳逆上气，面目浮肿。

《千金》三黄汤：治中风手足拘急，百节疼痛，烦热心乱，恶寒，经日不欲饮食。

麻黄 五分　独活 四分　细辛 二分　黄芪 二分　黄芩 三分

上五味，以水六升，煮取二升，分温三服，一服小汗，二服大汗。心热加大黄二分，腹满加枳实一枚，气逆加人参三分，悸加牡蛎三分，渴加栝蒌根三分，先有寒加附子一枚。

《近效方》术附汤：治风虚头重眩，苦极，不知食味，暖肌补中，益精气。

白术 二两　甘草 一两（炙）　附子 一枚半（炮去皮）

上三味，剉，每五钱匕，姜五片，枣一枚。水盏半，煎七成，去滓，温服。

崔氏八味丸：治脚气上入，少腹不仁。

干地黄 八两　山茱萸 四两　薯蓣 四两　泽泻　茯苓　牡丹皮 各三两　桂枝 一两　附子 一两（炮）

上八味，末之，炼蜜和丸，梧子大。酒下十五丸，日再服。

《千金方》越婢加术汤：治肉极[①]，热则身体津脱，

---

① 肉极：指肌肉极度消瘦而言。

腠理开，汗大泄，厉风气①下焦，脚②弱。

麻黄六两　石膏半斤　生姜三两　甘草二两　白术四两
大枣十五枚

上六味，以水六升，先煮麻黄去上沫，内诸药，煮取三升，分温三服。恶风加附子一枚，炮。

---

① 厉风气：古代证侯名。
② 脚：小腿。《说文》："脚，胫也。"

血痹虚劳病脉证并治第六

问曰：血痹病从何得之？师曰：夫尊荣人骨弱肌肤盛，重因疲劳汗出，卧不时动摇，加被微风，遂得之。但以脉自微涩在寸口，关上小紧，宜针引阳气，令脉和紧去则愈。（一）

血痹阴阳俱微，寸口关上微，尺中小紧，外证身体不仁，如风痹状，黄芪桂枝五物汤主之。（二）

黄芪桂枝五物汤方：

黄芪三两　　芍药三两　　桂枝三两　　生姜六两　　大枣十二枚

上五味，以水六升，煮取二升，温服七合，日三服。一方有人参。

夫男子平人，脉大为劳，极虚亦为劳。（三）

男子面色薄者，主渴及亡血，卒喘悸，脉浮者，里虚也。（四）

男子脉虚沉弦，无寒热，短气里急，小便不利，面色白，时目瞑①，兼衄，少腹满，此为劳使之然。（五）

① 目瞑：一指目常闭合；一指眼睛视物昏花。

劳之为病，其脉浮大，手足烦，春夏剧，秋冬瘥，阴寒精自出，酸削①不能行。（六）

男子脉浮弱而涩，为无子，精气清冷。一作冷。（七）

夫失精家②少腹弦急，阴头寒③目眩一作目眶痛，发落，脉极虚芤迟，为清谷，亡血，失精。脉得诸芤动微紧，男子失精，女子梦交④，桂枝加龙骨牡蛎汤主之。（八）

桂枝加龙骨牡蛎汤方：《小品》云：虚弱浮热汗出者，除桂，加白薇、附子各三分，故曰二加龙骨汤。

桂枝　芍药　生姜各三两　甘草二两　大枣十二枚龙骨　牡蛎各三两

上七味，以水七升，煮取三升，分温三服。

天雄散方：

天雄三两（炮）　白术八两　桂枝六两　龙骨三两

上四味，杵为散，酒服半钱匕，日三服，不知，稍增之。

男子平人，脉虚弱细微者，喜盗汗也。（九）

---

① 酸削：酸楚瘦弱之意。
② 失精家：指经常梦遗、滑精之人。
③ 阴头寒：指前阴寒冷。
④ 梦交：指夜梦性交。

人年五六十，其病脉大者，痹侠背行①，若肠鸣，马刀侠瘿②者，皆为劳得之。（十）

脉沉小迟，名脱气③，其人疾行则喘喝④，手足逆寒，腹满，甚则溏泄，食不消化也。（十一）

脉弦而大，弦则为减，大则为芤，减则为寒，芤则为虚，虚寒相搏，此名为革。妇人则半产漏下，男子则亡血失精。（十二）

虚劳里急⑤，悸，衄，腹中痛，梦失精，四肢酸疼，手足烦热，咽干口燥，小建中汤主之。（十三）

小建中汤方：

桂枝三两（去皮）　　甘草三两（炙）　　大枣十二枚　　芍药六两　　生姜三两　　胶饴一升

上六味，以水七升，煮取三升，去滓，内胶饴，更上微火消解，温服一升，日三服。呕家不可用建中汤，以甜故也。

血痹虚劳病脉证并治第六

---

① 痹侠背行：指脊柱两旁有麻木酸痛感。

② 马刀侠瘿：马刀指结核生于腋下，形如马刀。（马刀是一种动物，亦称"竹蛏"，为蛤蛎之属。）生于颈旁的结核名侠瘿。

③ 脱气：此指病机，即阳气虚衰。

④ 喘喝：即气喘有声。

⑤ 里急：指腹部挛急感，按之不硬。

虚劳里急，诸不足，**黄芪建中汤**主之。于小建中汤内加黄芪一两半，余依上法。气短胸满者加生姜；腹满者去枣，加茯苓一两半；及疗肺虚损不足，补气加半夏三两。（十四）

虚劳腰痛，少腹拘急，小便不利者，八味肾气丸主之。方见脚气中。（十五）

肾气丸方：

干地黄八两　山药　山茱萸各四两　泽泻　牡丹皮茯苓各三两　桂枝　附子（炮）各一两

上八味末之，炼蜜和丸梧子大，酒下十五丸，加至二十五丸，日再服。

虚劳诸不足，风气百疾①，薯蓣丸主之。（十六）

薯蓣丸方：

薯蓣三十分　当归　桂枝　曲　干地黄　豆黄卷各十分　甘草二十八分　人参七分　芎劳　芍药　白术　麦门冬　杏仁各六分　柴胡　桔梗　茯苓各五分　阿胶七分干姜三分　白敛二分　防风六分　大枣百枚为膏

上二十一味，末之，炼蜜和丸，如弹子大，空腹酒服一丸，一百丸为剂。

---

①　风气百疾：风气泛指病邪。由于风为百病之长，风邪侵入人体，能引起多种疾病。

虚劳虚烦不得眠，酸枣仁汤主之。（十七）

酸枣仁汤方：

酸枣仁二升　甘草一两　知母二两　茯苓二两　芎䓖二
两　深师有生姜二两。

上五味，以水八升，煮酸枣仁，得六升，内诸药，
煮取三升，分温三服。

五劳虚极羸瘦，腹满不能饮食，食伤、忧伤、饮伤、
房室伤、饥伤、劳伤、经络营卫气伤，内有干血，肌肤甲
错，两目黯黑。缓中补虚，大黄䗪虫丸主之。（十八）

大黄䗪虫丸方：

大黄十分（蒸）　黄芩二两　甘草三两　桃仁一升　杏
仁一升　芍药四两　干地黄十两　干漆一两　虻虫一升　水
蛭百枚　蛴螬一升　䗪虫半升

上十二味，末之，炼蜜和丸小豆大，酒饮服五丸，
日三服。

《千金翼》炙甘草汤一云复脉汤：治虚劳不足，汗出
而闷，脉结悸，行动如常，不出百日，危急者十一日死。

甘草四两（炙）　桂枝　生姜各三两　麦门冬半升　麻
仁半升　人参　阿胶各二两　大枣三十枚　生地黄一斤

上九味，以酒七升，水八升，先煮八味，取三升，
去滓，内胶消尽，温服一升，日三服。

《肘后》獭肝散：治冷劳，又主鬼疰①一门相染②。

獭肝一具

炙干末之，水服方寸匕，日三服。

---

① 鬼疰：注，通"疰"。《诸病源候论·鬼注候》："人有先天他病，忽被鬼排击，当时或心腹刺痛，或闷绝倒地，如中恶之类……有时发动，连滞停注，乃至于死，死后注易傍人，故谓之鬼注。"

② 一门相染："门"即家，家族之意。一门相染，即相互传染，甚至于殃及全族。

肺痿肺痈咳嗽上气病脉证治第七

问曰：热在上焦者，因咳为肺痿。肺痿之病，从何得之？师曰：或从汗出，或从呕吐，或从消渴，小便利数，或从便难，又①被快②药③下利，重亡津液，故得之。

曰：寸口脉数，其人咳，口中反有浊唾涎沫④者何？师曰：为肺痿之病。若口中辟辟⑤燥，咳即胸中隐隐痛，脉反滑数，此为肺痈，咳唾脓血。

脉数虚者为肺痿，数实者为肺痈。（一）

问曰：病咳逆，脉之⑥何以知此为肺痈？当有脓血，吐之则死，其脉何类？师曰：寸口脉微⑦而数，微则为风，数则为热；微则汗出，数则恶寒。风中于卫，呼气不入；热过⑧于营，吸而不出。风伤皮毛，热伤血

---

① 《脉经》"又"作"数"。

② "快"作"尪"。

③ 快药：指大黄一类攻下药品。

④ 浊唾涎沫：浊唾指稠痰；涎沫指稀痰。

⑤ 辟辟：辟者，空也。形容口中干燥，津液极少，咳而无痰之状。

⑥ 脉之：脉字作动词，即诊脉之意。

⑦ 微：此指浮脉而言。

⑧ 过：作"至"字或"入"字解。

脉，风舍①于肺，其人则咳，口干喘满，咽燥不渴，多唾浊沫②，时时振寒。热之所过，血为之③凝滞，蓄结痈脓，吐如米粥。始萌④可救，脓成则死⑤。（二）

上气⑥面浮⑦肿，肩⑧息⑨，其脉浮大，不治，又加利尤甚。（三）

上气喘而躁者⑩，属肺胀，欲作风水，发汗则愈。（四）

肺痿吐涎沫而不咳者，其人不渴，必遗尿，小便数，所以然者，以上⑪虚不能制下⑫故也。此为肺中冷，必眩，多涎唾，甘草干姜汤以温之⑬。若服汤已渴者，

---

① 舍：作"留"字解。

② "多唾浊沫"之"多"字，赵本作"时"，今从徐镕本改。浊沫，即浊唾涎沫之简称。

③ 《脉经》、《千金》"血为"下无"之"字。

④ 始萌：病之开始阶段。

⑤ "脓成则死"，《千金》作"脓已成则难治"。

⑥ 上气：气逆不降而作喘。

⑦ 《巢源》"浮"，作"胕"。

⑧ "肩"，作"鼹"。

⑨ 肩息：指气喘抬肩呼吸，为呼吸极为困难之意。

⑩ "喘而躁者"，《脉经》、《千金》作"燥而喘者"。《巢源》作"上气脉躁而喘者属肺，肺胀欲作风水，发汗愈。"

⑪ 上：此指肺。

⑫ 下：此指肾。

⑬ "以温之"，《脉经》作"温其脏"

属消渴①。（五）

甘草干姜汤方：

甘草四两（炙）　干姜二两（炮）

上㕮咀，以水三升，煮取一升五合，去滓，分温再服。

咳而上气，喉中水鸡②声，射干麻黄汤主之。（六）

射干麻黄汤方：

射干十三枚　一法三两　麻黄四两　生姜四两　细辛　紫菀　款冬花各三两　五味子半升　大枣七枚　半夏八枚（大者洗）　一法半升。

上九味，以水一斗二升，先煮麻黄两沸，去上沫，内诸药，煮取三升，分温三服。

咳逆③上气，时时吐④浊，但坐不得眠，皂荚丸主之。（七）

皂荚丸方：

皂荚八两（刮去皮，用酥炙）

上一味，末之，蜜丸梧子大，以枣膏和汤服三丸，日三，夜一服。

———————

①　《千金》作"服汤已，小温覆之，若渴者，属消渴法"。

②　水鸡声：水鸡，即田鸡。水鸡声，是形容咳喘的痰鸣声连连不绝，好象水鸡的叫声。

③　《千金》：咳逆上有"肺痈初起"四字。

④　"吐"，徐本、俞本作"唾"。

咳而脉浮者，厚朴麻黄汤主之。（八）

厚朴麻黄汤方：

厚朴五两　麻黄四两　石膏如鸡子大　杏仁半升　半夏半升　干姜二两　细辛二两　小麦一升　五味子半升

上九味，以水一斗二升，先煮小麦熟，去滓，内诸药，煮取三升，温服一升，日三服。

脉沉者，泽漆汤主之。（九）

泽漆汤方：

半夏半升　紫参五两 一作紫菀　泽漆三斤（以东流水五斗，煮取一斗五升）　生姜五两　白前五两　甘草　黄芩　人参　桂枝各三两

上九味，㕮咀，内泽漆汁中，煮取五升，温服五合，至夜尽。

大逆①上气，咽喉不利，止逆下气者②，麦门冬汤主之。（十）

麦门冬汤方：

麦门冬七升　半夏一升　人参三两　甘草二两　粳米三合　大枣十二枚

上六味，以水一斗二升，煮取六升，温服一升，

———————

① “大逆”，徐、尤等注本，并改为“火逆”，《金鉴》亦云“大”字当是“火”字。

② 《千金》、《外台》“下气”下俱无“者”字，是。

日三夜一服。

肺痈，喘不得卧，葶苈大枣泻肺汤主之。（十一）

葶苈大枣泻肺汤方：

葶苈（熬令黄色，捣丸如弹子大）　大枣十二枚[①]

上先以水三升，煮枣取二升，去枣，内葶苈，煮取一升，顿服。

咳而胸满，振寒脉数，咽干不渴，时出浊唾腥臭[②]，久久[③]吐脓如米粥[④]者，为肺痈，桔梗汤主之。（十二）

桔梗汤方： 亦治血痹。

桔梗一两[⑤]　甘草二两

上二味，以水三升，煮取一升，分温再服，则吐[⑥]脓血也。

---

① 《千金》、《外台》等"大枣"作二十枚，是。

② 浊唾腥臭：吐出脓痰有腥臭气味。

③ 久久：经过相当长的时间。汉·荀悦《汉纪·武帝纪三》："愿陛下令诸侯得推恩分子弟，彼人人喜得所愿，实不分其国，而久久稍弱。"

④ 《脉经》、《千金》"米粥"上有"粳"字，《外台》引《集验》同。

⑤ "桔梗"，《千金》作"三两"，《外台》引《集验》作"二两"。

⑥ "则吐"《千金》作"必吐"，《千金翼》作"不吐"，《外台》作"朝暮吐脓血则差。"

咳而上气，此为肺胀，其人喘，目如脱状^①，脉浮大者，越婢加半夏汤主之。^②（十三）

越婢加半夏汤方：

麻黄_{六两}　石膏_{半斤}　生姜_{三两}　大枣_{十五枚}　甘草_二两　半夏_{半升}

上六味，以水六升，先煮麻黄，去上沫，内诸药，煮取三升，分温三服。

肺胀，咳而上气，烦躁而喘，脉浮者，心下有水，小青龙加石膏汤主之。^③（十四）

小青龙加石膏汤方：《千金》证治同，外更加胁下痛引缺盆。

麻黄　芍药　桂枝　细辛　甘草　干姜_{各三两}　五味子　半夏_{各半升}　石膏_{二两}

上九味，以水一斗，先煮麻黄，去上沫，内诸药，煮取三升。强人服一升，羸者减之，日三服，小儿服四合。

《外台》炙甘草汤：治肺痿涎唾多，心中温温液液^④者。方见虚劳中。

---

①　目如脱状：是形容两目胀突，有如脱出之状。

②　《外台》引仲景《伤寒论》作"肺胀者，病人喘，目如脱状，脉浮大也，肺胀而咳者，越婢加半夏汤主之"。

③　《千金》作"咳而上气，肺胀，其脉浮，心下有水气，胁下痛，引缺盆，设若有实者必躁，其人常倚伏，小青龙加石膏汤主之"。《外台》引仲景《伤寒论》，与本条文同。

④　温温液液：即泛泛欲吐之意。

《千金》甘草汤[①]：

甘草

上一味，以水三升，煮减半，分温三服。

《千金》生姜甘草汤：治肺痿，咳唾涎沫不止，咽燥而渴。

生姜五两　人参三两　甘草四两　大枣十五枚[②]

上四味，以水七升，煮取三升，分温三服。

《千金》桂枝去芍药加皂荚汤：治肺痿吐涎沫。

桂枝三两　生姜三两　甘草二两　大枣十枚　皂荚一枚（去皮子，炙焦）

上五味，以水七升，微微火煮取三升，分温三服。

《外台》桔梗白散：治咳而胸满，振寒脉数，咽干不渴，时出浊唾腥臭，久久吐脓如米粥[③]者，为肺痈。

桔梗　贝母各三分　巴豆一分（去皮[④]，熬，研如脂）

上三味，为散，强人饮服半钱匕，羸者减之。病

---

① 原缺主疗及药量，徐镕据《千金方》补入。《千金》肺痿门，主疗与《外台》炙甘草汤同，惟"唾多"下有"出血"二字，甘草用二两。《外台》同，《千金翼》名温液汤，用三两。

② 《千金》肺痿门，大枣作十二枚，《外台》引《集验》主疗下注云："一云不渴"，甘草二两炙，大枣十二枚，余并同，方后注云："仲景《伤寒论》、《备急》、范汪、《千金》、《经心录》同，可见此方原系仲景之方。"

③ 《外台》肺痈门，张仲景《伤寒论》"米粥"上有"粳"字。

④ "巴豆去皮"下有"心"字。

在膈上者吐脓血，膈下者泻出，若下多不止，饮冷水一杯则定。

《千金》苇茎汤：治咳有微热、烦满、胸中甲错，是为肺痈。

苇茎二升　薏苡仁半升　桃仁五十枚　瓜瓣半升

上四味，以水一斗，先煮苇茎，得五升，去滓，内诸药，煮取二升，服一升，再服，当吐如脓。

肺痈胸满胀，一身面目浮肿，鼻塞清涕出，不闻香臭酸辛，咳逆上气，喘鸣迫塞，葶苈大枣泻肺汤主之。方见上，三日一剂，可至三四剂，此先服小青龙汤一剂乃进。小青龙方见咳嗽门中。（十五）

奔豚气病脉证治第八

师曰：病有奔豚，有吐脓，有惊怖①，有火邪②，此四部病，皆从惊发得之。师曰：奔豚病，从少腹起，上冲咽喉，发作欲死，复还止，皆从惊恐得之。（一）

奔豚气上冲胸，腹痛，往来寒热，奔豚汤主之。（二）

奔豚汤方：

甘草　芎䓖　当归各二两　半夏四两　黄芩二两　生葛五两　芍药二两　生姜四两　甘李根白皮一升

上九味，以水二斗，煮取五升，温服一升，日三夜一服。

发汗后，烧针令其汗，针处被寒，核起而赤者，必发奔豚，气从少腹上至心，灸其核上各一壮，与桂枝加桂汤主之。（三）

桂枝加桂汤方：

桂枝五两　芍药三两　甘草二两（炙）　生姜三两　大枣十二枚

上五味，以水七升，微火煮取三升，去滓，温服

---

①　惊怖：指惊悸恐怖一类病证。

②　火邪：泛指误用烧针、艾灸、火熏等方法所引起的病变。

一升。

发汗后，脐下悸者，欲作奔豚，茯苓桂枝甘草大枣汤主之。（四）

茯苓桂枝甘草大枣汤方：

茯苓半斤　甘草二两（炙）　大枣十五枚　桂枝四两

上四味，以甘澜水一斗，先煮茯苓，减二升，内诸药，煮取三升，去滓，温服一升，日三服。甘澜水法：取水二斗，置大盆内，以杓扬之，水上有珠子五六千颗相逐，取用之。

胸痹心痛短气病脉证治第九

师曰：夫脉当取太过不及①。阳微阴弦②，即胸痹而痛。所以然者，责其极虚也。今阳虚知在上焦，所以胸痹、心痛者，以其阴弦故也。（一）

平人无寒热，短气不足以息者，实也。（二）

胸痹之病，喘息咳唾，胸背痛，短气，寸口脉沉而迟，关上小紧数，栝蒌薤白白酒汤主之。（三）

栝蒌薤白白酒汤方：

栝蒌实一枚（捣）　薤白半斤　白酒七升

上三味，同煮，取二升，分温再服。

胸痹不得卧，心痛彻背者，栝蒌薤白半夏汤主之。（四）

栝蒌薤白半夏汤方：

栝蒌实一枚（捣）　薤白三两　半夏半升　白酒一斗

右四味，同煮，取四升，温服一升，日三服。

胸痹心痛短气病脉证治第九

---

① 太过不及：系指脉象的改变，其中盛于常脉为太过，弱于常脉为不及。太过主邪盛，不及主正虚。

② 阳微阴弦：关前为阳，关后为阴。阳微即寸脉微，阴弦即尺脉弦。

胸痹心中痞①，留气结在胸②，胸满，胁下逆抢心③，枳实薤白桂枝汤主之；人参汤亦主之。（五）

枳实薤白桂枝汤方：

枳实四枚　厚朴四两　薤白半斤　桂枝一两　栝蒌一枚（捣）

上五味，以水五升，先煮枳实、厚朴，取二升，去滓，内诸药，煮数沸，分温三服。

人参汤方：

人参　甘草　干姜　白术各三两

上四味，以水八升，煮取三升，温服一升，日三服。

胸痹，胸中气塞，短气，茯苓杏仁甘草汤主之；橘枳姜汤亦主之。（六）

茯苓杏仁甘草汤方：

茯苓三两　杏仁五十个　甘草一两

上三味，以水一斗，煮取五升，温服一升，日三服。不差，更服。

橘枳姜汤方：

橘皮一斤　枳实三两　生姜半斤

上三味，以水五升，煮取二升，分温再服。《肘后》、

---

①　心中痞：指胃脘部痞塞不通。

②　留气结在胸：系指胸满病机，即寒饮羁留，阻滞气机。

③　胁下逆抢心：指胁下气逆，上冲心胸。

《千金》云："治胸痹，胸中愊愊如满，噎塞习习如痒，喉中涩燥，唾沫。"

胸痹缓急[1]者，薏苡附子散主之。（七）

薏苡附子散方：

薏苡仁十五两　大附子十枚（炮）

上二味，杵为散，服方寸匕，日三服。

心中痞，诸逆[2]心悬痛[3]，桂枝生姜枳实汤主之。（八）

桂枝生姜枳实汤方：

桂枝　生姜各三两　枳实五枚

上三味，以水六升，煮取三升，分温三服。

心痛彻背，背痛彻[4]心，乌头赤石脂丸主之。（九）

乌头赤石脂丸方：

蜀椒一两　一法二分　乌头一分（炮）　附子半两（炮）　一法一分　干姜一两　一法一分　赤石脂一两　一法二分

---

①　缓急：即缓解急证之意。

②　诸逆：系指停留于心下的水饮或寒邪向上冲逆。

③　心悬痛：指心窝部向上牵引作痛。

④　彻：通；贯通。引申为透达，到。《墨子·备穴》："为铁钩钜长四尺者，财自足，穴彻，以钩客穴者。"孙诒让间诂："苏云：'彻，通也。'"《列子·汤问》："汝心之固，固不可彻；曾不若孀妻弱子。"汉·蔡邕《团扇赋》："裁帛制扇，陈象应矩，轻彻妙好，其轫如羽。"唐·王建《宫词》之八十："舞来汗湿罗衣彻，楼上人扶下玉梯。"《国语·鲁语上》："既其葬也，焚，烟彻于上。"韦昭注："彻，达也。"

上五味，末之，蜜丸如桐子大，先食服一丸，日三服。不知，稍加服。

九痛丸：治九种心痛。

附子_{三两（炮）}　生狼牙_{一两（炙香）}　巴豆_{一两（去皮心，熬，研如脂）}　人参　干姜　吴茱萸_{各一两}

上六味，末之，炼蜜丸如桐子大，酒下。强人初服三丸，日三服；弱者二丸。兼治卒中恶^①，腹胀痛，口不能言；又治连年积冷，流注心胸痛^②，并冷冲上气，落马坠车血疾等，皆主之。忌口如常法。

---

① 卒中恶：中恶，《诸病源候论·中恶候》："中恶者，是人精神衰弱，为鬼神之气卒中之也……精神衰弱，便中鬼毒之气。其状，卒然心腹刺痛，闷乱欲死。"

② 流注心胸痛：流即移动，注即集中。流注心胸痛是指心胸部疼痛，有时流动集中于此处，有时流动集中在彼处而言。

腹满寒疝宿食病脉证治第十

跌阳脉微弦，法当腹满，不满者必便难，两胠①疼痛，此虚寒从下上也，当以温药服之。（一）

病者腹满，按之不痛为虚，痛者为实，可下之。舌黄未下者，下之黄自去。（二）

腹满时减，复如故，此为寒，当与温药。（三）

病者痿黄②，躁而不渴，胸中寒实，而利不止者，死。（四）

寸口脉弦，即胁下拘急而痛，其人啬啬恶寒也。（五）

夫中寒③家，喜欠，其人清涕出，发热色和者，善嚏。（六）

中寒，其人下利，以里虚也，欲嚏不能，此人肚中寒。一云痛。（七）

---

① 胠：音区，指胁上靠腋部位。
② 痿黄："痿"与"萎"同，指肤色枯黄，黯淡无神。
③ 中（zhòng）寒：即感受外寒之人。

夫瘦人绕脐痛，必有风冷，谷气不行^①，而反下之，其气必冲，不冲者，心下则痞也。（八）

病腹满，发热十日，脉浮而数，饮食如故，厚朴七物汤主之。（九）

厚朴七物汤方：

厚朴半斤　甘草三两　大黄三两　大枣十枚　枳实五枚
桂枝二两　生姜五两

上七味，以水一斗，煮取四升，温服八合，日三服。呕者加半夏五合，下利去大黄，寒多者加生姜至半斤。

腹中寒气，雷鸣切痛^②，胸胁逆满，呕吐，附子粳米汤主之。（十）

附子粳米汤方：

附子一枚（炮）　半夏半升　甘草一两　大枣十枚　粳米半升

上五味，以水八升，煮米熟，汤成，去滓，温服一升，日三服。

痛而闭者，厚朴三物汤主之。（十一）

---

① 谷气不行：指大便不通。
② 雷鸣切痛：雷鸣，形容肠鸣的声音很响；切痛，形容腹痛犹如刀割一般。

厚朴三物汤方：

厚朴八两　大黄四两　枳实五枚

上三味，以水一斗二升，先煮二味，取五升，内大黄，煮取三升，温服一升。以利为度。

按之心下满痛者，此为实也，当下之，宜大柴胡汤。（十二）

大柴胡汤方：

柴胡半斤　黄芩三两　芍药三两　半夏半升（洗）　枳实四枚（炙）　大黄二两　大枣十二枚　生姜五两

上八味，以水一斗二升，煮取六升，去滓，再煎，温服一升，日三服。

腹满不减，减不足言，当须下之，宜大承气汤。（十三）

大承气汤方：见前痉病中

心胸中大寒痛，呕不能饮食，腹中寒，上冲皮起，出见有头足①，上下痛而不可触近，大建中汤主之。（十四）

大建中汤方：

蜀椒二合（去汗）　干姜四两　人参二两

---

①　上冲皮起，出见有头足：形容腹中寒气攻冲，腹皮突起如头足样块状物。

上三味，以水四升，煮取二升，去滓，内胶饴一升，微火煎取一升半，分温再服；如一炊顷，可饮粥二升，后更服，当一日食糜，温覆之。

胁下偏痛，发热，其脉紧弦，此寒也，以温药下之，宜大黄附子汤。（十五）

大黄附子汤方：

大黄三两　附子三枚（炮）　细辛二两

上三味，以水五升，煮取二升，分温三服；若强人煮取二升半，分温三服。服后如人行四、五里，进一服。

寒气厥逆①，赤丸主之。（十六）

赤丸方：

茯苓四两　乌头二两（炮）　半夏四两（洗）　一方用桂

细辛一两　《千金》作人参

上四味，末之，内真朱②为色，炼蜜丸如麻子大，先食酒饮下三丸，日再夜一服；不知③，稍增之，以知④为度。

---

①　厥逆：有两种含义，一是指寒饮上逆的病机；一是指手足逆冷的症状。

②　真朱：即朱砂。

③　知：效果。

④　知：痊愈。

腹痛，脉弦而紧，弦则卫气不行，即恶寒，紧则不欲食，邪正相搏，即为寒疝。

寒疝绕脐痛，若发则白汗①出，手足厥冷，其脉沉紧者，大乌头煎主之。（十七）

乌头煎方：

乌头大者五枚（熬，去皮，不㕮咀）

寒疝腹中痛，及胁痛里急者，当归生姜羊肉汤主之。（十八）

当归生姜羊肉汤方：

当归三两　生姜五两　羊肉一斤

上三味，以水八升，煮取三升，温服七合，日三服。若寒多者，加生姜成一斤；痛多而呕者，加橘皮二两、白术一两。加生姜者，亦加水五升，煮取三升二合，服之。

寒疝腹中痛，逆冷，手足不仁，若身疼痛，灸刺诸药不能治，抵当②乌头桂枝汤主之。（十九）

乌头桂枝汤方：

乌头

上一味，以蜜二斤，煎减半，去滓，以桂枝汤五

① 白汗：因疼痛剧烈所出的冷汗。

② 《备急千金要方》、《医心方》无"抵当"二字，《医宗金鉴》认为，"抵当"二字系衍文。

合解之，得一升后，初服二合，不知，即服三合；又不知，复加至五合。其知者，如醉状，得吐者，为中病。

桂枝汤方：

桂枝三两（去皮）　芍药三两　甘草二两（炙）　生姜三两　大枣十二枚

上五味，剉，以水七升，微火煮取三升，去滓。

其脉数而紧乃弦，状如弓弦，按之不移。脉数弦者，当下其寒；脉紧大而迟者，必心下坚；脉大而紧者，阳中有阴，可下之。（二十）

《外台》乌头汤：治寒疝腹中绞痛，贼风入攻五脏，拘急不得转侧，发作有时，使人阴缩，手足厥逆。方见上

《外台》柴胡桂枝汤方：治心腹卒中痛[①]者。

柴胡四两　黄芩　人参　芍药　桂枝　生姜各一两半甘草一两　半夏二合半　大枣六枚

上九味，以水六升，煮取三升，温服一升，日三服。

---

①　心腹卒中痛：因外邪卒中，而心腹突然感觉疼痛之证。

《外台》走马汤[1]：治中恶[2]心痛腹胀，大便不通。

杏仁二枚　巴豆二枚（去皮心，熬）

上二味，以绵缠捶令碎，热汤二合，捻取白汁，饮之，当下。老小量之。通治飞尸[3]鬼击[4]病。

问曰：人病有宿食，何以别之？师曰：寸口脉浮而大，按之反涩，尺中亦微而涩，故知有宿食，大承气汤主之。（二十一）

脉数而滑者，实也，此有宿食，下之愈，宜大承气汤。（二十二）

下利不欲食者，有宿食也，当下之，宜大承气汤。（二十三）

大承气汤方：见前痉病中

宿食在上脘，当吐之，宜瓜蒂散。（二十四）

瓜蒂散方：

瓜蒂一分（熬黄）　赤小豆一分（煮）

---

①　走马汤：形容药效急速如奔马之势。

②　中恶：病名，见《肘后方》，俗称绞肠乌痧。症见忽然扑倒，精神昏乱，颜面发黑，心腹痛，胀满，大便不通等。

③　飞尸：病名。其病突然发作，症见心腹刺痛，气息喘急，胀满，上冲心胸等。

④　鬼击：病名，指不正之气突然袭击人体，表现为胸胁腹内绞急切痛，或兼见吐血、衄血、下血等。

上二味，杵为散，以香豉七合煮取汁，和散一钱
匕，温服之，不吐者，少加之，以快吐为度而止。亡血
及虚者不可与之。

　　脉紧如转索无常者，有宿食也。（二十五）

　　脉紧，头痛风寒，腹中有宿食不化也。一云寸口脉紧。
（二十六）

五脏风寒积聚病脉证并治第十一

肺中风者，口燥而喘，身运^①而重，冒^②而肿胀。（一）

肺中寒，吐浊涕。（二）

肺死脏，浮之虚，按之弱如葱叶，下无根者，死。（三）

肝中风者，头目瞤，两胁痛，行常伛^③，令人嗜甘。（四）

肝中寒者，两臂不举，舌本^④燥，喜太息^⑤，胸中痛，不得转侧，食则吐而汗出也。脉经、千金云：时盗汗，咳，食已吐其汁。（五）

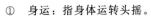

① 身运：指身体运转头摇。
② 冒：指头目眩冒。
③ 伛（yǔ）：驼背。伛者谓行走时常曲背垂肩，腰不能挺直之状。
④ 舌本：一指舌根，一指舌体；此处应指舌体而言。
⑤ 太息：指叹长气的意思。

肝死脏，浮之弱，按之如索不来①，或曲如蛇行②者，死。（六）

肝着，其人常欲蹈③其胸上，先未苦时，但欲饮热，旋覆花汤主之。臣亿等校诸本旋覆花汤方，皆同。（七）

旋覆花汤方：

旋覆花三两　葱十四茎　新绛少许

上三味，以水三升，煮取一升，顿服之。④

心中风者，翕翕发热，不能起，心中饥，食即呕吐。（八）

心中寒者，其人苦病心如啖蒜状⑤，剧者心痛彻背，背痛彻心，譬如蛊注⑥。其脉浮者，自吐乃愈。（九）

心伤者，其人劳倦，即头面赤而下重，心中痛而自烦，发热，当脐跳，其脉弦，此为心脏伤所致也。（十）

金匮要略

62

---

① 如索不来：沉取脉象如绳索，郁阻坚劲，伏而不起，劲而不柔。

② 曲如蛇行：脉象如蛇行，弯曲之状，虽左右奔引，却无上下条达象，即亦伏且劲无柔和感之脉。

③ 蹈：通"掐"。蹈、掐，声近叠韵，可通。叩击。《汉书·苏武列传》："蹈背半以出血。"

④ 旋覆花汤方药物及服法，乃据赵刻本《妇人杂病篇》所载增补。

⑤ 心如啖（dàn）蒜状：啖，吃的意思。即心里难受好象吃蒜后心中嘈杂而辣之感。

⑥ 蛊注：病证名。

心死脏，浮之实如丸豆①，按之益躁疾者，死。
（十一）

邪哭②使魂魄不安者，血气少也；血气少者属于心，心气虚者，其人则畏，合目欲眠，梦远行而精神离散，魂魄妄行。阴气衰者为癫，阳气衰者为狂。（十二）

脾中风者，翕翕发热，形如醉人，腹中烦重③，皮目瞤瞤而短气。（十三）

脾死脏，浮之大坚，按之如覆杯，洁洁④状如摇者，死。臣亿等详五脏各有中风中寒，今脾只载中风，肾中风中寒俱不载者，以古文简乱极多，去古既远，无它可以补缀也。（十四）

趺阳脉浮而涩，浮则胃气强，涩则小便数，浮涩相搏，大便则坚，其脾为约，麻子仁丸主之。（十五）

麻子仁丸方：

麻子仁二升　芍药半斤　枳实一斤　大黄一斤（去皮）
厚朴一尺（去皮）　杏仁一升（去皮尖，熬，别作脂）

上六味，末之，炼蜜和丸梧子大，饮服十丸，日

①　丸豆："丸豆"，赵刻本作"麻豆"，今据《医统》本改为"丸豆"。丸作动词解，即如和指捻豆子。
②　邪哭：属精神失常，无故悲伤哭泣，有如邪鬼作祟，故称邪哭。
③　烦重：心烦而腹沉重。
④　按之如覆杯，洁洁：形容脉象中空，如复空杯，其中绝无涓滴之水。

三服，渐加，以知为度。①

　　肾著②之病，其人身体重，腰中冷，如坐水中，形如水状，反不渴，小便自利，饮食如故，病属下焦，身劳汗出，衣一作表里冷湿，久久得之，腰以下冷痛，腹重如带五千钱，甘姜苓术汤③主之。（十六）

甘草干姜茯苓白术汤方：

甘草　白术各二两　干姜　茯苓各四两

上四味，以水五升，煮取三升，分温三服，腰中即温。

　　肾死脏，浮之坚，按之乱如转丸④，益下入尺中者，死。（十七）

　　问曰：三焦竭部⑤。上焦竭善噫⑥，何谓也？师曰：上焦受中焦气，未和，⑦不能消谷，故能噫耳。下焦竭，即遗溺失便。其气不和，不能自禁制，不须治，久则愈。（十八）

金匮要略

---

①　麻子仁丸方药物炮炙及服法，据《伤寒论》补。
②　著：此处音义同"着（zhuó）"，留滞附着之意。
③　"甘姜苓术汤"，《千金》作"肾著汤"。
④　乱如转丸：形容脉象躁动，如弹丸之乱转。
⑤　三焦竭部：三焦各部所属脏腑的机能衰退，阴血衰竭。
⑥　噫：嗳气。
⑦　"上焦受中焦气未和"句，据《伤寒论·平脉法》成无已注引本条条文，作"上焦受中焦气，中焦未和。"

师曰：热在上焦者，因咳为肺痿；热在中焦者，则为坚①；热在下焦者，则尿血，亦令淋秘②不通，大肠有寒者，多鹜溏③；有热者，便肠垢④。小肠有寒者，其人下重便血，有热者，必痔。（十九）

问曰：病有积、有聚、有䅽气⑤，何谓也？师曰：积者，脏病也，终不移；聚者，腑病也，发作有时，展转痛移，为可治；䅽气者，胁下痛，按之则愈，复发为䅽气。诸积⑥大法，脉来细而附骨者，乃积也。寸口，积在胸中；微出寸口，积在喉中；关上，积在脐旁；上关上⑦，积在心下；微下关⑧，积在少腹；尺中，积在气冲⑨。脉出左，积在左；脉出右，积在右；脉两出，积在中央。各以其部处之。（二十）

五脏风寒积聚病脉证并治第十一

---

① 坚：指大便坚硬。

② 淋秘：淋，指小便滴沥涩痛；秘，指小便癃闭不通。

③ 鹜溏：鹜即鸭。鹜溏，即鸭溏，形容大便如鸭之大便，水粪杂下。

④ 肠垢：指粘液垢腻的粪便。

⑤ 䅽气：䅽同穀，即谷字；䅽气，即谷气，指水谷之气停积留滞之病。

⑥ 诸积：包括《难经·五十六难》所称五脏之积，即心积曰伏梁；肝积曰肥气；脾积曰痞气；肺积曰息贲；肾积曰奔豚。其病因皆由气、血、食、痰、虫等的积滞所引起。

⑦ 上关上：关上即关部，上关上，指关脉的上部。

⑧ 下关：指关脉的下部。

⑨ 气冲：即气街，穴名，在脐腹下横骨两端，鼠溪穴上三寸，此处代表部位。

痰饮咳嗽病脉证并治第十二

问曰：夫饮有四，何谓也？师曰：有痰饮，有悬饮，有溢饮，有支饮。（一）

问曰：四饮何以为异？师曰：其人素盛今瘦，[①] 水走肠间，沥沥有声[②]，谓之痰饮；饮后水流在胁下，咳唾引痛，谓之悬饮；饮水流行，归于四肢，当汗出而不汗出，身体疼重，谓之溢饮；咳逆倚息，短气不得卧，其形如肿，谓之支饮。（二）

水[③]在心，心下坚筑[④]，短气，恶水不欲饮。（三）

水在肺，吐涎沫，欲饮水。（四）

水在脾，少气身重。（五）

---

① 素盛今瘦：指痰饮病人在未病前身体丰盛，得病之后，形体消瘦。

② 沥沥有声：此指饮在肠间流动时发出的声音。

③ 水在心：指饮邪影响心，此水即指饮邪。

④ 心下坚筑：筑，繁体作"築"。填塞。《新唐书·酷吏传·姚绍之》："即引力士十余曳囚至，築其口，反接送狱中。"心下坚筑，即胃脘部感到硬而填塞。

水在肝，胁下支满①，嚏而痛。（六）

水在肾，心下悸。（七）

夫心下有留饮，其人背寒冷如手大。（八）

留饮者，胁下痛引缺盆，咳嗽则辄已。一作转甚。（九）

胸中有留饮，其人短气而渴；四肢历节痛。脉沉者，有留饮。（十）

膈上病痰，满喘咳吐，发则寒热，背痛腰疼，目泣自出，其人振振身瞤剧②，必有伏饮。（十一）

夫病人饮水多，必暴喘满。凡食少饮多，水停心下，甚者则悸，微者短气。

脉双弦者寒也，皆大下后善虚。脉偏弦者饮也。（十二）

肺饮不弦，但苦喘短气。（十三）

---

① 支满：支，支撑；维持。《左传·定公元年》："天之所坏，不可支也；众之所为，不可奸也。"隋·王通《文中子·事君》："大厦将倾，非一木所支也。"另一解作阻塞。《庄子·天地》："且夫趣舍声色以柴其内，皮弁鹬冠搢笏绅修以约其外，内支盈于柴栅，外重纆缴，脘脘然在纆缴之中而自以为得。"成玄英疏："支，塞也。"《素问·六气正化大论》："厥阴所至为支痛，少阴所至为惊惑、恶寒、战栗、谵妄。"王冰注："支，支柱，妨也。"满，通"懑"。支满，即堵塞憋闷。

② 振振身瞤剧：瞤，肌肉掣动，此谓全身振颤动摇。

支饮亦喘而不能卧，加短气，其脉平①也。（十四）

病痰饮者，当以温药和之。（十五）

心下有痰饮，胸胁支满，目眩，苓桂术甘汤主之。（十六）

苓桂术甘汤方：

茯苓四两　桂枝三两　白术三两　甘草二两

上四味，以水六升，煮取三升，分温三服，小便则利。

夫短气有微饮，当从小便去之，苓桂术甘汤主之；方见上。肾气丸亦主之。方见脚气中。（十七）

病者脉伏，其人欲自利，利反快，虽利，心下续坚满，此为留饮欲去故也，甘遂半夏汤主之。（十八）

甘遂半夏汤方：

甘遂大者三枚　半夏十二枚（以水一升，煮取半升，去滓）芍药五枚　甘草如指大一枚（炙）　一本作无。

上四味，以水二升，煮取半升，去滓，以蜜半升，和药汁煎取八合，顿服之。

脉浮而细滑，伤饮②。（十九）

---

① 脉平：此指平和之脉。
② 伤饮：此谓被饮所伤。

金匮要略

脉弦数，有寒饮，冬夏难治。（二十）

脉沉而弦者，悬饮内痛①。（二十一）

病悬饮者，十枣汤主之。（二十二）

十枣汤方：

芫花（熬）　甘遂　大戟各等分

上三味，捣筛，以水一升五合，先煮肥大枣十枚，取九合，去滓，内药末，强人服一钱匕，羸人服半钱，平旦温服之；不下者，明日更加半钱，得快下后，糜粥自养。

病溢饮者，当发其汗，大青龙汤主之；小青龙汤亦主之。（二十三）

大青龙汤方：

麻黄六两（去节）　桂枝二两（去皮）　甘草二两（炙）杏仁四十个（去皮尖）　生姜三两（切）　大枣十二枚　石膏如鸡子大（碎）

上七味，以水九升，先煮麻黄，减二升，去上沫，内诸药，煮取三升，去滓，温服一升，取微似汗，汗多者，温粉粉之。

小青龙汤方：

麻黄三两（去节）　芍药三两　五味子半升　干姜三两甘草三两（炙）　细辛三两　桂枝三两（去皮）　半夏半升（洗）

————————

① 内痛：指胁内疼痛。

上八味，以水一斗，先煮麻黄，减二升，去上沫，内诸药，煮取三升，去滓，温服一升。

膈间支饮[1]，其人喘满，心下痞坚，面色黧黑[2]，其脉沉紧，得之数十日，医吐下之不愈，木防己汤主之。虚者[3]即愈，实者三日复发，复与不愈者，宜木防己汤去石膏加茯苓芒硝汤主之。（二十四）
木防己汤方：
木防己三两　　石膏十二枚鸡子大　　桂枝二两　　人参四两
上四味，以水六升，煮取二升，分温再服。
木防己去石膏加茯苓芒硝汤方：
木防己二两　　桂枝二两　　人参四两　　芒硝三合　　茯苓四两
上五味，以水六升，煮取二升，去滓，内芒硝，再微煎，分温再服，微利则愈。

心下有支饮，其人苦冒眩，泽泻汤主之。（二十五）
泽泻汤方：
泽泻五两　　白术二两
上二味，以水二升，煮取一升，分温再服。

支饮胸满者，厚朴大黄汤主之。（二十六）

金匮要略

70

---

①　膈间支饮：此谓饮邪支撑于胸膈。
②　黧黑：谓黑而晦暗。
③　虚者：指心下按之软。

厚朴大黄汤方：

厚朴一尺　大黄六两　枳实四枚

上三味，以水五升，煮取二升，分温再服。

支饮不得息①，葶苈大枣泻肺汤主之。方见肺痈中。
（二十七）

呕家本渴，渴者为欲解，今反不渴，心下有支饮
故也，小半夏汤主之。《千金》云小半夏加茯苓汤。（二十八）

小半夏汤方：

半夏一升　生姜半斤

上二味，以水七升，煮取一升半，分温再服。

腹满，口舌干燥，此肠间有水气，己椒苈黄丸主
之。（二十九）

己椒苈黄丸方：

防己　椒目　葶苈（熬）　大黄各一两

上四味，末之，蜜丸如梧子大，先食饮服一丸，
日三服，稍增，口中有津液。渴者加芒硝半两。

卒呕吐，心下痞，膈间有水，眩悸者，小半夏加
茯苓汤主之。（三十）

小半夏加茯苓汤方：

半夏一升　生姜半斤　茯苓三两　一法四两

痰饮咳嗽病脉证并治第十二

————————

① 息：呼吸。

上三味，以水七升，煮取一升五合，分温再服。

假令瘦人脐下有悸，吐涎沫而癫眩，此水也，五苓散主之。（三十一）

五苓散方：

泽泻一两一分　猪苓三分（去皮）　茯苓三分　白术三分
桂二分（去皮）

上五味，为末，白饮服方寸匕，日三服，多饮暖水，汗出愈。

《外台》茯苓饮：治心胸中有停痰宿水，自吐出水后，心胸间虚，气满，不能食，消痰气，令能食。

茯苓　人参　白术各三两　枳实二两　橘皮二两半
生姜四两

上六味，水六升，煮取一升八合，分温三服，如人行八九里进之。

咳家其脉弦，为有水，十枣汤主之。方见上。（三十二）

夫有支饮家，咳烦胸中痛者，不卒死，至一百日或一岁，宜十枣汤。方见上。（三十三）

久咳数岁，其脉弱者可治；实大数者死；其脉虚者必苦冒。其人本有支饮在胸中故也，治属饮家。（三十四）

咳逆倚息不得卧，小青龙汤主之。方见上。（三十五）

青龙汤下已，多唾口燥，寸脉沉，尺脉微，手足厥逆，气从小腹上冲胸咽，手足痹，其面翕热如醉状，因复下流阴股[1]，小便难，时复冒者，与茯苓桂枝五味甘草汤，治其气冲。（三十六）

桂苓五味甘草汤方：

茯苓四两　桂枝四两（去皮）　甘草三两（炙）　五味子半升

上四味，以水八升，煮取三升，去滓，分温三服。

冲气即低，而反更咳、胸满者，用桂苓五味甘草汤去桂加干姜、细辛，以治其咳满。（三十七）

苓甘五味姜辛汤方：

茯苓四两　甘草三两　干姜三两　细辛三两　五味半升

上五味，以水八升，煮取三升，去滓，温服半升，日三。

咳满即止，而更复渴，冲气复发者，以细辛、干姜为热药也。服之当遂渴，而渴反止者，为支饮也。支饮者，法当冒，冒者必呕，呕者复内半夏以去其水。（三十八）

痰饮咳嗽病脉证并治第十二

----

① 下流阴股：指虚火冲气下流到两腿的内侧。

桂苓五味甘草去桂加姜辛半夏汤方：

茯苓四两　甘草二两　细辛二两　干姜二两　五味子
半夏各半升

上六味，以水八升，煮取三升，去滓，温服半升，
日三。

水去呕止，其人形肿者，加杏仁主之。其证应内
麻黄，以其人遂痹，故不内之。若逆而内之者，必厥，
所以然者，以其人血虚，麻黄发其阳故也。（三十九）

苓甘五味加姜辛半夏杏仁汤方：

茯苓四两　甘草三两　五味半升　干姜三两　细辛三两
半夏半升　杏仁半升（去皮尖）

上七味，以水一斗，煮取三升，温服半升，日三。

若面热如醉，此为胃热上冲熏其面，加大黄以利
之。（四十）

苓甘五味加姜辛半杏大黄汤方：

茯苓四两　甘草三两　五味半升　干姜三两　细辛三两
半夏半升　杏仁半升　大黄三两

上八味，以水一斗，煮取三升，去滓，温服半升，
日三。

先渴后呕，为水停心下，此属饮家，小半夏茯苓
汤主之。方见上。（四十一）

消渴小便利淋病脉证并治第十三

厥阴之为病，消渴，气上冲心，心中疼热，饥而不欲食，食即吐，下之不肯止。[①]（一）

寸口脉浮而迟，浮即为虚，迟即为劳；虚则卫气不足，劳则营气竭。

趺阳脉浮而数，浮即为气，数即消谷而大[②]坚一作紧；气盛则溲数，溲数即坚，坚数相搏，即为消渴。（二）

男子消渴，小便反多，以饮一斗，小便一斗，肾气丸主之。方见脚气中。（三）

脉浮，小便不利，微热消渴者，宜利小便发汗，五苓散主之。方见上。（四）

渴欲饮水，水入则吐者，名曰水逆，五苓散主之。方见上。（五）

渴欲饮水不止者，文蛤散主之。（六）

---

① 《伤寒论·厥阴篇》"食即吐"后有"蛔"字，"下之不肯止"作"下之利不止"。

② "而大"之下，《金鉴》云当有"便"字。

文蛤散方：

文蛤五两

上一味，杵为散，以沸汤五合，和服方寸匕。

淋之为病，小便如粟状①，小腹弦急②，痛引脐中。（七）

趺阳脉数，胃中有热，即消谷引食③，大便必坚，小便即数。（八）

淋家不可发汗，发汗则必便血④。（九）

小便不利者，有水气，其人若渴⑤，栝蒌瞿麦丸主之。（十）

栝蒌瞿麦丸方：

栝蒌根二两　茯苓三两　薯蓣三两　附子一枚（炮）
瞿麦一两

上五味，末之，炼蜜丸梧子大，饮服三丸，日三服；不知，增至七八丸，以小便利，腹中温为知。

小便不利，蒲灰散主之；滑石白鱼散、茯苓戎盐

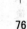

---

①　小便如粟状：指小便排出粟状之物。

②　弦急：即拘急。

③　"引食"徐、尤、陈、黄诸注本均作"引饮"。

④　便血：这里是指尿血。

⑤　"若渴"，徐镕本作"苦渴"，宜从。

汤并主之。（十一）

蒲灰散方：

蒲灰_{七分}　滑石_{三分}

上二味，杵为散，饮服方寸匕，日三服。

滑石白鱼散方：

滑石_{二分}　乱发_{二分（烧）}　白鱼_{二分}

上三味，杵为散，饮服方寸匕，日三服。

茯苓戎盐汤方：

茯苓_{半斤}　白术_{二两}　戎盐_{弹丸大一枚}

上三味。①

渴欲饮水，口干舌燥者，白虎加人参汤主之。_{方见中暍中。}（十二）

脉浮发热，渴欲饮水，小便不利者，猪苓汤主之。（十三）

猪苓汤方：

猪苓_{（去皮）}　茯苓　阿胶　滑石　泽泻_{各一两}

上五味，以水四升，先煮四味，取二升，去滓，内胶烊消，温服七合，日三服。

---

　　① 《四部备要》本"右三味"后，有"先将茯苓、白术煎成，入戎盐再煎，分温三服"，宜从。

水气病脉证并治第十四

师曰：病有风水、有皮水、有正水、有石水、有黄汗。风水，其脉自浮，外证骨节疼痛，恶风；皮水，其脉亦浮，外证胕①肿，按之没指，不恶风，其腹如鼓，不渴②。当发其汗。正水，其脉沉迟，外证自喘；石水，其脉自沉，外证腹满不喘。黄汗，其脉沉迟，身发热，胸满，四肢头面肿，久不愈，必致痈脓。（一）

脉浮而洪，浮则为风，洪则为气，风气相搏，风强③则为隐疹，身体为痒，痒为泄风④，久为痂癞⑤；气强⑥则为水，难以俯仰。风气相击，身体洪肿，汗出乃愈。恶风则虚，此为风水；不恶风者，小便通利，上焦有寒，其口多涎，此为黄汗。（二）

寸口脉沉滑者，中有水气，面目肿大，有热，名

① 胕：通"肤"。《战国策·楚策四》："夫骥之齿至矣，服盐车而上太行，蹄申膝折，尾湛胕溃。"鲍彪注："胕，当作肤，与肤同。"《素问·水热穴论》："上下溢于皮肤，故为胕肿。胕肿者，聚水而生病也。"

② "其腹如鼓，不渴"，《巢源》作"腹如故而不满亦不渴"。

③ 风强：此指风邪盛。

④ 泄风：因瘾疹而身痒，为风邪外出的现象，故曰泄风。

⑤ 痂癞：即化脓结痂，有如癞疾之状。

⑥ 气强：此指水气盛。

曰风水。视人之目窠上微拥①，如蚕②新卧起状，其颈脉③动，时时咳，按其手足上，陷而不起者，风水。（三）

太阳病，脉浮而紧，法当骨节疼痛，反不疼，身体反重而酸，其人不渴，汗出即愈，此为风水。恶寒者，此为极虚发汗得之。

渴而不恶寒者，此为皮水。

身肿而冷，状如周痹④，胸中窒，不能食，反聚痛，暮躁不得眠，此为黄汗。痛在骨节。

咳而喘，不渴者，此为脾胀⑤，其状如肿，发汗即愈。

然诸病此者，渴而下利，小便数者，皆不可发汗。（四）

里水⑥者，一身面目黄肿⑦，其脉沉，小便不利，故令病水。假如小便自利，此亡津液，故令渴也。越婢加术汤主之。方见下。（五）

———————————

① 目窠上微拥：拥，通"臃。"即指两眼胞微肿。

② 《脉经·卷八》无"蚕"字。

③ 颈脉：指足阳明人迎脉，在结喉两旁。

④ 周痹：病名，痹证的一种，病在血脉之中，其症疼痛，偏于一侧，能够上下游走，而左右则不移动为其特点。

⑤ "脾胀"，注家多作"肺胀"。

⑥ 里水：水从里积而溢于外。"里水"，应作"皮水"。《脉经》注："一云皮水"，可知里水为皮水。

⑦ 黄肿：水在皮内，色黄肿胀，此与皮水不同。

趺阳脉当伏，今反紧，本自有寒，疝瘕，腹中痛，医反下之，下之即胸满短气。（六）

趺阳脉当伏，今反数，本自有热，消谷，小便数，今反不利，此欲作水。（七）

寸口脉浮而迟，浮脉则热，迟脉则潜①，热潜相搏②，名曰沉③。趺阳脉浮而数，浮脉即热，数脉即止④，热止相搏，名曰伏⑤。沉伏相搏，名曰水。沉则脉络虚，伏则小便难，虚难相搏，水走皮肤，即为水矣。（八）

寸口脉弦而紧，弦则卫气不行，即恶寒，水不沾流，走于肠间。少阴脉紧而沉，紧则为痛，沉则为水，小便即难。（九）

脉得诸沉，当责有水，身体肿重。水病脉出⑥者，死。（十）

---

① 潜：潜藏。
② 搏：相合之意。"搏"，《脉经·卷八》、《悬解》、《论注》均作"抟"。
③ 沉：内伏而不外达之意。
④ 止：伏止不行。
⑤ 伏：伏而不举。
⑥ 脉出：指脉暴出而无根，上有而下绝无。

夫水病人，目下有卧蚕①，面目鲜泽，脉伏，其人消渴。病水腹大，小便不利，其脉沉绝者，有水，可下之。（十一）

问曰：病下利后，渴饮水，小便不利，腹满因肿②者，何也？答曰：此法当病水，若小便自利及汗出者，自当愈。（十二）

心水者，其身重③而少气，不得卧，烦而躁④，其人阴肿。（十三）

肝水者，其腹大，不能自转侧，胁下腹痛，时时津液微生⑤，小便续通⑥。（十四）

肺水者，其身肿，小便难，时时鸭溏。（十五）

脾水者，其腹大，四肢苦重，津液不生，但苦少气，小便难。（十六）

肾水者，其腹大，脐肿腰痛，不得溺，阴下湿如牛鼻上汗，其足逆冷，面反瘦。（十七）

---

① 目下有卧蚕：形容下眼胞水肿的肿状。
② "因肿"，《脉经》作"阴肿"，宜从。
③ "身重"，《千金》作"身肿"。
④ "躁"，疑为"悸"字之误。
⑤ 时时津液微生：指口中常常生出一点津液。
⑥ 小便续通：指小便时通时不通。

师曰：诸有水者，腰以下肿，当利小便；腰以上肿，当发汗乃愈。（十八）

师曰：寸口脉沉而迟，沉则为水，迟则为寒，寒水相搏。趺阳脉伏，水谷不化，脾气衰则鹜溏，胃气衰则身肿。少阳①脉卑②，少阴脉③细，男子则小便不利，妇人则经水不通；经为血，血不利则为水，名曰血分④。（十九）

问曰：病有血分水分，何也？师曰：经水前断，后病水，名曰血分，此病难治；先病水，后经水断，名曰水分，此病易治。何以故？去水，其经自下。（二十）⑤

问曰：病者苦水，面目身体四肢皆肿，小便不利，脉之，不言水，反言胸中痛，气上冲咽，状如炙肉⑥，当微咳喘，审如师言，其脉何类？

师曰：寸口脉沉而紧，沉为水，紧为寒，沉紧相搏，结在关元⑦，始时尚微，年盛⑧不觉，阳衰⑨之后，

---

① 少阳：此指手少阳三焦经的"和髎"穴，即耳门微前上方。
② 脉卑：是指按之沉而弱，表示气血不足。
③ 少阴脉：指左手尺脉。
④ 《脉经》"血分"下注云"一云水分"。
⑤ 本条原本缺，据《脉经》和尤、魏、陈等注本补入。
⑥ 状如炙肉：形容咽中如有物阻塞。
⑦ 关元：任脉穴，在脐下三寸。
⑧ 年盛：指年壮之时。
⑨ 阳衰：指女子五七、男子六八之阳明脉衰之时。

营卫相干①，阳损阴盛，结寒微动，肾气上冲，喉咽塞噎，胁下急痛。医以为留饮而大下之，气击不去，其病不除。后重吐之，胃家虚烦，咽燥欲饮水，小便不利，水谷不化，面目手足浮肿。又与葶苈丸下水，当时如小差，食饮过度，肿复如前，胸胁苦痛，象若奔豚，其水扬溢，则浮咳喘逆。当先攻击冲气，令止，乃治咳；咳止，其喘自差。先治新病，病当在后。（二十一）

风水，脉浮身重，汗出恶风者，防己黄芪汤主之。腹痛加芍药。（二十二）

防己黄芪汤方：方见湿病中②

风水恶风，一身悉肿，脉浮不渴③，续自汗出，无大热，越婢汤主之。（二十三）

越婢汤方：

麻黄六两　　石膏半斤　　生姜三两　　大枣十五枚　　甘草二两

上五味，以水六升，先煮麻黄，去上沫，内诸药，煮取三升，分温三服④。恶风者加附子一枚炮。风水加

---

① 营卫相干：指营卫不相和谐。

② 赵刻本载有防己黄芪汤药物及煮服法，除白术三分及无加减法外，余同湿病篇防己黄芪汤。今从《医统》本改注"方见湿病中"。

③ "脉浮不渴"，《心典》作"脉浮而渴"。

④ "分温三服"之下，《千金》有"复取汗"三字。

术四两。_{古今录验。}

皮水为病，四肢肿，水气在皮肤中，四肢聂聂动①者，防己茯苓汤主之。（二十四）

防己茯苓汤方：

防己三两　黄芪三两　桂枝三两　茯苓六两　甘草二两

上五味，以水六升，煮取二升，分温三服。

里水，越婢加术汤主之；甘草麻黄汤亦主之。（二十五）

越婢加术汤方：见上。于内加白术四两，又见脚气中。

甘草麻黄汤方：

甘草二两　麻黄四两

上二味，以水五升，先煮麻黄，去上沫，内甘草，煮取三升，温服一升，重覆汗出，不汗，再服。慎风寒。

水之为病，其脉沉小，属少阴；浮者为风，无水虚胀者，为气。水，发其汗即已。脉沉者宜麻黄附子汤；浮者宜杏子汤。（二十六）

麻黄附子汤方：

麻黄三两　甘草二两　附子一枚（炮）

上三味，以水七升，先煮麻黄，去上沫，内诸药，

----

① 聂聂动：形容微微抽动。

煮取二升半，温服八分，日三服。

杏子汤方：未见，恐是麻黄杏仁甘草石膏汤。

厥而皮水者，蒲灰散主之。方见消渴中。（二十七）

问曰：黄汗之为病，身体肿，一作重。发热汗出而渴，状如风水，汗沾衣，色正黄如柏汁，脉自沉，何从得之？师曰：以汗出入水中浴，水从汗孔入得之，宜芪芍桂酒汤主之。（二十八）

黄芪芍桂苦酒汤方：

黄芪五两　芍药三两　桂枝三两

上三味，以苦酒一升，水七升，相和，煮取三升，温服一升，当心烦，服至六七日乃解。若心烦不止者，以苦酒阻故也。一方用美酒醯代苦酒。

黄汗之病，两胫自冷；假令发热，此属历节。食已汗出，又身常暮盗汗出者，此劳气也。若汗出已反发热者，久久其身必甲错；发热不止者，必生恶疮。

若身重，汗出已辄轻①者，久久必身瞤，瞤即胸中痛，又从腰以上必汗出，下无汗，腰髋弛痛②，如有物在皮中状，剧者不能食，身疼重，烦躁，小便不利，此为黄汗，桂枝加黄芪汤主之。（二十九）

---

① 辄（zhé）轻：辄，总是，就。辄轻，就感觉轻快。
② 腰髋弛痛：腰髋部筋肉松弛无力而痛。

桂枝加黄芪汤方：

桂枝三两　芍药三两　甘草二两　生姜三两　大枣十二枚　黄芪二两

上六味，以水八升，煮取三升，温服一升，须臾饮热稀粥一升余，以助药力，温服取微汗；若不汗，更服。

师曰：寸口脉迟而涩，迟则为寒，涩为血不足。趺阳脉微而迟，微则为气，迟则为寒。寒气不足[1]，则手足逆冷；手足逆冷，则营卫不利；营卫不利，则腹满胁鸣[2]相逐，气转膀胱；营卫俱劳，阳气不通即身冷，阴气不通即骨疼；阳前通[3]则恶寒，阴前通则痹不仁；阴阳相得，其气乃行，大气[4]一转，其气乃散；实则失气，虚则遗尿，名曰气分。（三十）

气分，心下坚，大如盘，边如旋杯[5]，水饮所作，桂枝去芍药加麻辛附子汤主之。（三十一）

桂枝去芍药加麻黄细辛附子汤方[6]：

桂枝三两　生姜三两　甘草二两　大枣十二枚

————————

① 寒气不足：指有寒而又气血不足。

② "胁鸣"，程、魏注本及《金鉴》均作"肠鸣"，是。

③ 阳前通：前，《说文解字》云："前，齐断也……，古假借作剪。"前通，即断绝流通之意。

④ 大气：指宗气。

⑤ 旋杯：即圆杯。

⑥ 赵刻本"桂姜草枣黄辛附子汤方"，今据《医统》本改为"桂枝去芍药加麻黄细辛附子汤方"。

麻黄二两　细辛二两　附子一枚炮

上七味，以水七升，煮麻黄，去上沫，内诸药，煮取二升，分温三服，当汗出，如虫行皮中，即愈。

心下坚，大如盘，边如旋盘，水饮所作，[①] 枳术汤主之。（三十二）

枳术汤[②]方：

枳实七枚　白术二两

上二味，以水五升，煮取三升，分温三服，腹中软即当散也。

《外台》防己黄芪汤[③]：治风水，脉浮为在表，其人或头汗出，表无他病，病者但下重，从腰以上为和，腰以下当肿及阴，难以屈伸。方见风湿中。

水气病脉证并治第十四

———————

① "枳术汤"，《脉经》作"枳实术汤"。

② 《肘后》卒心痛门作"心下坚痛，大如碗，边如旋柈，名曰气分，水饮所结。"柈，即盘字。

③ 《外台秘要》卷二十风水门，载有深师木防己汤，主治与此相同，其方药味与本书前《痉湿暍病篇》所载防己黄芪汤相同，惟分量稍异，作"生姜三两，大枣十二枚擘，白术四两，木防己四两，甘草二两炙，黄芪五两"；方后细注云："此本仲景《伤寒论》方"。

黄疸病脉证并治第十五

寸口脉浮而缓，浮则为风，缓则为痹。痹非中风。四肢苦烦，脾色必黄，瘀热以行。（一）

跌阳脉紧而数，数则为热，热则消谷，紧则为寒，食即为满。尺脉浮为伤肾，跌阳脉紧为伤脾。风寒相搏，食谷即眩，谷气不消，胃中苦浊①，浊气下流，小便不通，阴被其寒，热流膀胱，身体尽黄，名曰谷疸。

额上黑，微汗出，手足中热，薄暮②即发，膀胱急，小便自利，名曰女劳疸；腹如水状不治。

心中懊恢而热，不能食，时欲吐，名曰酒疸。（二）

阳明病，脉迟者，食难用饱，饱则发烦头眩，小便必难，此欲作谷疸。虽下之，腹满如故，所以然者，脉迟故也。（三）

夫病酒黄疸，必小便不利，其候心中热，足下热，

① 胃中苦浊："苦"作"甚"字解。"浊"指湿热之邪。"胃中苦浊"即指胃中湿热过甚。

② 薄暮：傍晚，太阳快落山的时候。《楚辞·天问》："薄暮雷电，归何忧？厥严不奉，帝何求？"《汉书·酷吏传·尹赏》："城中薄暮尘起，剽劫行者，死伤横道，枹鼓不绝。"

是其证也。（四）

　　酒黄疸者，或无热，靖言了了①，腹满欲吐，鼻燥；其脉浮者先吐之，沉弦者先下之。（五）

　　酒疸，心中热，欲呕者，吐之愈。（六）

　　酒疸下之，久久②为黑疸，目青面黑，心中如啖蒜薤状③，大便正黑，皮肤爪之不仁④，其脉浮弱，虽黑微黄，故知之。（七）

　　师曰：病黄疸，发热烦喘，胸满口燥者，以病发时火劫其汗⑤，两热所得。然黄家所得，从湿得之。一身尽发热而黄，肚热⑥，热在里，当下之。（八）

　　脉沉，渴欲饮水，小便不利者，皆发黄。（九）

黄疸病脉证并治第十五

────────────

　　①　靖言了了：指语言清晰，神情安静。

　　②　久久：经过相当长的时间。汉·荀悦《汉纪·武帝纪三》："愿陛下令诸侯得推恩分子弟，彼人人喜得所愿，实不分其国，而久久稍弱。"晋·干宝《搜神记》卷十九："申妇方产，有扣申门者，家人咸不知，久久方闻屋里有人言。"

　　③　心中如啖（dàn）蒜薤（jiè）：啖，即吃的意思；薤，是指捣碎的姜、蒜、韭菜等品。谓心中有灼热不舒的感觉。

　　④　爪之不仁：指肌肤麻木，搔抓时无痛痒感。

　　⑤　火劫其汗：指用艾灸、温针或火熏之法强迫出汗。

　　⑥　肚热：指腹中热。

腹满，舌痿黄①，燥②不得睡，属黄家。舌痿疑作身痿。（十）

黄疸之病，当以十八日为期，治之十日以上瘥，反剧为难治。（十一）

疸而渴者，其疸难治，疸而不渴者，其疸可治。发于阴部③，其人必呕；阳部④，其人振寒而发热也。（十二）

谷疸之为病，寒热不食，食即头眩，心胸不安，久久发黄为谷疸，茵陈蒿汤主之。（十三）

茵陈蒿汤方：

茵陈蒿六两　　栀子十四枚　　大黄二两

上三味，以水一斗，先煮茵陈，减六升，内二味，煮取三升，去滓，分温三服。小便当利，尿如皂角汁状，色正赤，一宿腹减，黄从小便去也。

黄家日晡所发热，而反恶寒，此为女劳得之；膀胱急，少腹满，身尽黄，额上黑，足下热，因作黑疸，

───────────

① 痿黄：即萎黄。指身黄而不润泽。《金鉴》"舌痿黄"之"舌"字，当作"身"字。

② "燥"，《医统》本作"躁"。

③ 阴部：阴指在里部位。

④ 阳部：阳指在表部位。《脉经》、《千金》"阳部"前有"发于"二字。

其腹胀如水状，大便必黑，时溏，此女劳之病，非水也。腹满者难治。硝石矾石散主之。（十四）

硝石矾石散方：

硕石　矾石（烧）等分

上二味，为散，以大麦粥汁和服方寸匕，日三服。病随大小便去，小便正黄，大便正黑，是候也。

酒黄疸，心中懊侬或热痛，栀子大黄汤主之。（十五）

栀子大黄汤方：

栀子十四枚　大黄一两　枳实五枚　豉一升

上四味，以水六升，煮取二升，分温三服。

诸病黄家，但利其小便；假令脉浮，当以汗解之，宜桂枝加黄芪汤主之。方见水气病中。（十六）

诸黄，猪膏发煎主之。（十七）

猪膏发煎方：

猪膏半斤　乱发如鸡子大三枚

上二味，和膏中煎之，发消药成，分再服，病从小便出。

黄疸病，茵陈五苓散主之。一本云茵陈汤及五苓散并主之。（十八）

茵陈五苓散方：

茵陈蒿末十分　五苓散五分方见痰饮中。

上二物和，先食饮方寸匕，日三服。

黄疸腹满，小便不利而赤，自汗出，此为表和里实，当下之，宜大黄硝石汤。（十九）

大黄硝石汤方：

大黄　黄柏　硝石各四两　栀子十五枚

上四味，以水六升，煮取二升，去滓，内硝，更煮取一升，顿服。

黄疸病，小便色不变，欲自利，腹满而喘，不可除热，热除必哕。哕者，小半夏汤主之。方见痰饮中。（二十）

诸黄，腹痛而呕者，宜柴胡汤。必小柴胡汤，方见呕吐中。（二十一）

男子黄，小便自利，当与虚劳小建中汤。方见虚劳中。（二十二）

瓜蒂汤：治诸黄。方见暍病中。

《千金》麻黄醇酒汤：治黄疸。

麻黄三两

上一味，以美清酒五升，煮去二升半，顿服尽。冬月用酒，春月用水煮之。

惊悸吐衄下血胸满瘀血病脉证治第十六

寸口脉动而弱，动即为惊，弱则为悸。（一）

师曰：夫①脉浮，目睛晕黄②，衄未止。晕黄去，目睛慧了③，知衄今止。（二）

又曰：从春至夏衄者太阳，从秋至冬衄者阳明。（三）

衄家不可汗，汗出必额上陷④，脉紧急，直视不能眴⑤，不得眠。（四）

病人面无色⑥，无寒热。脉沉弦者，衄；浮弱，手

① "夫"，赵本及俞乔本并作"夫"，程氏、《金鉴》同。其余诸家本均作"尺"为是。

② 目睛晕黄：有两种情况，一为病人目睛之色晕黄不亮；二为目睛视物晕黄不明。

③ 目睛慧了：谓目睛清明，视物亦清晰。

④ 额上陷：额上两旁动脉处因血脱于上而微微下陷不起。《脉经》为"汗出必额上促急而紧"。

⑤ 眴：音舜，形容眼珠转动。

⑥ "面无色"，当从《脉经》、《巢源》、《千金方》、《外台》等作"面无血色"为是。

按之绝者，下血；烦咳者，必吐血。（五）

夫吐血，咳逆上气，其脉数而有热，不得卧者，死。（六）

夫酒客咳者，必致吐血，此因极饮过度所致也。（七）

寸口脉弦而大，弦则为减，大则为芤，减则为寒，芤则为虚，寒虚相击，此名曰革，妇人则半产漏下，男子则亡血。（八）

亡血不可发其表，汗出即寒栗而振。（九）

病人胸满，唇痿舌青，口燥，但欲漱水不欲咽，无寒热，脉微大来迟，腹不满，其人言我满，为有瘀血。（十）

病者如热状，烦满，口干燥而渴，其脉反无热，此为阴伏，是瘀血也，当下之。（十一）

火邪①者，桂枝去芍药加蜀漆牡蛎龙骨救逆汤主之。（十二）

桂枝救逆汤方：

桂枝三两（去皮）　　甘草二两（炙）　　生姜三两　　牡蛎五

---

① 火邪：是指火劫，如用艾灸、烧针发汗之法。

两（熬）　龙骨四两　大枣十二枚　蜀漆三两（洗去腥）

上为末，以水一斗二升，先煮蜀漆，减二升，内诸药，煮取三升，去滓，温服一升。

心下悸者，半夏麻黄丸主之。（十三）

半夏麻黄丸方：

半夏　麻黄等分

上二味，末之，炼蜜和丸，小豆大，饮服三丸，日三服。

吐血不止者，柏叶汤主之。（十四）

柏叶汤方：

柏叶　干姜各三两　艾三把

上三味，以水五升，取马通汁一升，合煮取一升，分温再服。

下血，先便后血，此远血也，黄土汤主之。（十五）

黄土汤方：亦主吐血衄血。

甘草　干地黄　白术　附子（炮）　阿胶　黄芩各三两　灶中黄土半斤

上七味，以水八升，煮取三升，分温二服。

下血，先血后便，此近血也，赤小豆当归散主之。方见狐惑中。（十六）

心气不足[①]，吐血、衄血，泻心汤主之。（十七）

泻心汤方：亦治霍乱。

大黄二两　黄连　黄芩各一两

上三味，以水三升，煮取一升，顿服之。

---

① "不足"，当从《千金》改作"不定"为是，即心烦不安之意。

呕吐哕下利病脉证治第十七

夫呕家有痈脓，不可治呕，脓尽自愈。[①]（一）

先呕却渴者，此为欲解。先渴却呕者，为水停心下，此属饮家。

呕家本渴，今反不渴者，以心下有支饮故也，此属支饮。（二）

问曰：病人脉数，数为热，当消谷引食，而反吐者，何也？师曰：以发其汗，令阳微，膈气虚，脉乃数，数为客热[②]，不能消谷，胃中虚冷故也[③]。

脉弦者，虚也，胃气无余，朝食暮吐，变为胃反。寒在于上，医反下之，今脉反弦，故名曰虚。（三）

寸口脉微而数，微则无气，无气则营虚，营虚则血不足，血不足则胸中冷。（四）

[①] 《外台》引仲景《伤寒论》作"夫呕家本有痈脓者不可疗也，其呕脓尽自愈"。

[②] 客热：即虚热或假热，是相对于真热而言。

[③] "故也"之间，《伤寒论》、《脉经》并载有"吐"字。

趺阳脉浮而涩，浮则为虚，涩则伤脾，脾伤则不磨①，朝食暮吐，暮食朝吐，宿谷不化，名曰胃反。脉紧②而涩，其病难治。（五）

病人欲吐者，不可下之。（六）

哕而腹满，视其前后③，知何部不利，利之即愈。（七）

呕而胸满者，茱萸汤主之。（八）
茱萸汤方：
吴茱萸一升　人参三两　生姜六两　大枣十二枚
上四味，以水五升，煮取三升，温服七合，日三服。

干呕，吐涎沫，头痛者，茱萸汤主之。方见上。（九）

呕而肠鸣，心下痞者，半夏泻心汤主之。（十）
半夏泻心汤方：
半夏半升（洗）　黄芩三两　干姜三两　人参三两　黄连一两　大枣十二枚　甘草三两（炙）
上七味，以水一斗，煮取六升，去滓，再煮取三升，温服一升，日三服。

---

① 磨：消化。
② 《千金》"脉紧"上，有"趺阳"二字。
③ 前后：这里指大小便。

干呕而利者，黄芩加半夏生姜汤主之。（十一）

黄芩加半夏生姜汤方：

黄芩三两　甘草二两（炙）　芍药二两　半夏半升　生姜三两　大枣十二枚

上六味，以水一斗，煮取三升，去滓，温服一升，日再，夜一服。

诸呕吐，谷不得下者，小半夏汤主之。方见痰饮中。（十二）

呕吐而病在膈上，后思水者，解，急与之。思水者，猪苓散主之。（十三）

猪苓散方：

猪苓　茯苓　白术各等分

上三味，杵为散，饮服方寸匕，日三服。

呕而脉弱，小便复利，身有微热，见厥者，难治，四逆汤主之。（十四）

四逆汤方：

附子一枚（生用）　干姜一两半　甘草二两（炙）

上三味，以水三升，煮取一升二合，去滓，分温再服。强人可大附子一枚，干姜三两。

呕而发热者，小柴胡汤主之。（十五）

小柴胡汤方：

柴胡半升　黄芩三两　人参三两　甘草三两　半夏半斤①
生姜三两　大枣十二枚

上七味，以水一斗二升，煮取六升，去滓，再煎
取三升，温服一升，日三服。

胃反呕吐者，大半夏汤主之。《千金》云："治胃反不受
食，食入即吐②。《外台》云：治呕，心下痞鞕者。"（十六）

大半夏汤方：

半夏二升（洗完用）　人参三两　白蜜一升

上三味，以水一斗二升，和蜜扬之二百四十遍，
煮取二升半，温服一升，余分再服。

食已即吐者，大黄甘草汤主之。《外台》方：又治吐
水。③（十七）

大黄甘草汤方：

大黄四两　甘草一两

上二味，以水三升，煮取一升，分温再服。

胃反，吐而渴欲饮水者，茯苓泽泻汤主之。（十八）

茯苓泽泻汤方：《外台》云治消渴脉绝，胃反吐食之，有小麦
一升。

---

① "半夏半斤"，《伤寒论》、《医统》本均为"半夏半升"，是。
② 原注"食入即吐"，《千金》作"食已即呕吐"。
③ 《外台》引《必效》作"疗胃反吐食"，原注本此。

茯苓半斤　泽泻四两　甘草二两　桂枝二两　白术三两
生姜四两

上六味，以水一斗，煮取三升，内泽泻，再煮取
二升半，温服八合，日三服。

吐后，渴欲得水而贪饮者，文蛤汤主之，兼主微
风，脉紧，头痛。（十九）

文蛤汤方：

文蛤五两　麻黄三两　甘草三两　生姜三两　石膏五两
杏仁五十枚　大枣十二枚

上七味，以水六升，煮取二升，温服一升，汗出即愈。

干呕，吐逆，吐涎沫①，半夏干姜散主之。（二十）

半夏干姜散方：

半夏　干姜等分

上二味，杵为散，取方寸匕，浆水一升半，煮取
七合，顿服之。

病人胸中似喘不喘，似呕不呕，似哕不哕，彻心
中愦愦然无奈②者，生姜半夏汤主之。（二十一）

生姜半夏汤方：

半夏半升　生姜汁一升

---

①　"吐涎沫"，《千金》作"涎沫出"。

②　彻心中愦愦然无奈：彻，通彻、通联之意。"心中"，指胸胃之
意。形容患者自觉胸胃烦乱不已，有无可奈何之状。

上二味，以水三升，煮半夏，取二升，内生姜汁，煮取一升半，小冷，分四服，日三夜一服。止，停后服。

干呕、哕，若手足厥[1]者，橘皮汤[2]主之。（二十二）
橘皮汤方：

橘皮四两　生姜半斤

上二味，以水七升，煮取三升，温服一升，下咽即愈。

哕逆者，橘皮竹茹汤主之。（二十三）

橘皮竹茹汤方：

橘皮二升[3]　竹茹二升　大枣三十枚　人参一两　生姜半斤　甘草五两

上六味，以水一斗，煮取三升，温服一升，日三服。

夫六腑气绝[4]于外者，手足寒，上气，脚缩[5]；五脏气绝于内者，利[6]不禁，下甚者，手足不仁。（二十四）

下利[7]脉沉弦者，下重[8]；脉大者，为未止；脉微

---

① 《千金》："厥"下，有"冷"字。
② 《外台》引仲景《伤寒论》云："小橘皮汤，兼主天行"。
③ "橘皮二升"，《医统》本作"橘皮二斤"。
④ 气绝：指脏腑之气虚衰的意思。
⑤ 脚缩：指小腿肌肉不时挛急、收引。
⑥ 《脉经》、《千金》"利"上有"下"字。
⑦ 下利：本篇下利包括泄泻与痢疾；本条下利则指痢疾而言。
⑧ 下重：指里急后重。

弱数者，为欲自止，虽发热不死。（二十五）

下利，手足厥冷，无脉者，灸之不温。若脉不还，反微喘者，死。少阴负趺阳①者，为顺也。（二十六）

下利有微热而渴，脉弱者，今自愈。（二十七）

下利脉数，有微热，汗出，今自愈；设脉紧为未解。（二十八）

下利脉数而渴者，今自愈；设不差，必圊②脓血，以有热故也。（二十九）

下利脉反弦，发热身汗者，自愈。（三十）

下利气③者，当利其小便。（三十一）

下利，寸脉反浮数，尺中自④涩者，必圊脓血。（三十二）

下利清谷，不可攻其表，汗出必胀满。（三十三）

下利脉沉而迟，其人面少赤，身有微热，下利清

①　少阴负趺阳：负，败也；在这里指少阴脉比趺阳脉弱之意。
②　圊（qīng）：厕也，这里指大便而言。
③　下利气：指泄泻与矢气并下，亦称"气利"。
④　自：作本然解。

谷者，必郁冒①，汗出而解，病人必微热②。所以然者，其面戴阳③，下虚故也。（三十四）

下利后脉绝，手足厥冷，晬时④脉还，手足温者生，脉不还⑤者死。（三十五）

下利⑥腹胀满，身体疼痛者，先温其里，乃攻其表。温里宜四逆汤，攻表宜桂枝汤。（三十六）

四逆汤方：方见上。

桂枝汤方：

桂枝三两（去皮）　芍药三两　甘草二两（炙）　生姜三两　大枣十二枚

上五味，㕮咀，以水七升，微火煮取三升，去滓，适寒温服一升，服已须臾，啜稀粥一升，以助药力，温覆令一时许，遍身漐漐微似有汗者，益佳，不可令如水淋漓。若一服汗出病差，停后服。

下利三部脉皆平⑦，按之心下坚者，急⑧下之，宜

---

① 郁冒：即郁闷昏冒之意。

② "必微热"，《医统》本作"必微厥"。

③ 戴阳：即虚阳上浮，两颧色淡红如妆，游移不定之症。

④ 晬时：即一昼夜，又称一周时。

⑤ 脉不还，《千金》作"不还不温"。

⑥ 据尤、陈注本，"下利"下有"后"字。

⑦ 三部脉皆平：指寸关尺三部脉犹如平人脉象。

⑧ "急"，《脉经·卷八》作"当"字。

大承气汤。（三十七）

下利脉迟而滑者，实也，利未欲止，急下之，宜大承气汤。（三十八）

下利脉反滑者，当有所去，下乃愈，宜大承气汤。（三十九）

下利已差，至其年月日时复发者，以病不尽故也，当下之，宜大承气汤。（四十）

大承气汤方：见痓病中。

下利谵语者，有燥屎也，小承气汤主之。（四十一）

小承气汤方：

大黄四两　厚朴二两（炙）　枳实大者三枚（炙）

上三味，以水四升，煮取一升二合，去滓，分温二服，得利则止。

下利便脓血者，桃花汤主之。（四十二）

桃花汤方：

赤石脂一斤（一半剉，一半筛末）　干姜一两　粳米一升

上三味，以水七升，煮米令熟，去滓，温服七合，内赤石脂末方寸匕，日三服；若一服愈，余勿服。

热利下重者，白头翁汤主之。（四十三）

白头翁汤方：

白头翁二两　黄连　黄柏　秦皮各三两

上四味，以水七升，煮取二升，去滓，温服一升；不愈，更服。

下利后更烦，按之心下濡者，为虚烦也，栀子豉汤主之。（四十四）

栀子豉汤方：

栀子十四枚　香豉四合（绵裹）

上二味，以水四升，先煮栀子，得二升半，内豉，煮取一升半，去滓，分二服，温进一服，得吐则止。

下利清谷，里寒外热，汗出而厥者，通脉四逆汤主之。（四十五）

通脉四逆汤方：

附子大者一枚（生用）　干姜三两（强人可四两）　甘草二两（炙）

上三味，以水三升，煮取一升二合，去滓，分温再服。

下利肺痛①，紫参汤主之。（四十六）

---

① 肺痛：历来注家认识不一，有认为肺痛不知何证而存疑，有认为肺痛是腹痛之误，亦有认为肺痛即胸痛。根据徐忠可、赵以德等主张以肺与大肠相表里，大肠病而引起肺气不利，故作肺痛。

紫参汤方：

紫参半斤　甘草三两

上二味，以水五升，先煮紫参，取二升，内甘草，煮取一升半，分温三服。疑非仲景方。

气利①，诃梨勒散主之。（四十七）

诃梨勒散方：

诃梨勒十枚（煨）

上一味，为散，粥饮和②，顿服。疑非仲景方。

《千金翼》小承气汤③：治大便不通，哕数④谵语。方见上。

《外台》黄芩汤⑤：治干呕下利。

黄芩三两　人参三两　干姜三两　桂枝一两　大枣十二枚　半夏半升

上六味，以水七升，煮取三升，温分三服。

----

① 气利：指下利滑脱，大便随矢气而排出。

② 粥饮和：指用米粥之汤饮调和服之。

③ 此方载于《千金翼》霍乱门，治大便不通，哕数，口谵语；无方名。药味仲景小承气汤同，但分量稍有出入，用厚朴二两炙，大黄四两，枳实五枚炙，方后服法，无"得利则止"四字，有"当通不通，尽服之"七字。

④ 哕数：即指呃逆频作，情势急迫之意。

⑤ 本方载于《外台》呕吐、哕门，引仲景《伤寒论》，云出第十六卷中，即此方原系仲景方，是《金匮》原本所阙遗者。

疮痈肠痈浸淫病脉证并治第十八

诸浮数脉，应当发热，而反洒淅恶寒①，若有痛处，当发其痛。（一）

师曰：诸痈肿，欲知有脓无脓，以手掩肿上，热者为有脓，不热者为无脓。（二）

肠痈之为病，其身甲错，腹皮急，按之濡，如肿状，腹无积聚，身无热，脉数，此为肠内有痈脓，薏苡附子败酱散主之。（三）

薏苡附子败酱散方：
薏苡仁十分　附子二分　败酱五分
上三味，杵为末，取方寸匕，以水二升，煎减半，顿服，小便当下。

肠痈者，少腹肿痞，按之即痛如淋，小便自调，时时发热，自汗出，复恶寒。其脉迟紧者，脓未成，可下之，当有血。脉洪数者，脓已成，不可下也。大黄牡丹汤主之。（四）

---

① 洒淅恶寒：形容如凉水洒身或冷风吹身一样寒冷。

大黄牡丹汤方：

大黄四两　牡丹一两　桃仁五十个　瓜子半升　芒硝三合

上五味，以水六升，煮取一升，去滓，内芒硝，再煎沸，顿服之，有脓当下；如无脓，当下血。

问曰：寸口脉浮微而涩，法当亡血，若汗出。设不汗者云何？答曰：若身有疮，被刀斧所伤，亡血故也。（五）

病金疮，王不留行散主之。（六）

王不留行散方：

王不留行十分（八月八日采）　蒴藋细叶十分（七月七日采）　桑东南根白皮十分（三月三日采）　甘草十八分　川椒三分（除目及闭口，去汗）　黄芩二分　干姜二分　厚朴二分　芍药二分

上九味，桑根皮以上三味烧灰存性，勿令灰过；各别杵筛，合治之为散，服方寸匕。小疮即粉之，大疮但服之，产后亦可服。如风寒，桑根勿取之。前三物皆阴干百日。

排脓散方：

枳实十六枚　芍药六分　桔梗二分

上三味，杵为散，取鸡子黄一枚，以药散与鸡黄相等，揉和令相得，饮和服之，日一服。

排脓汤方：

甘草_{二两} 　桔梗_{三两} 　生姜_{一两} 　大枣_{十枚}

上四味，以水三升，煮取一升，温服五合，日再服。

浸淫疮，从口流向四肢者，可治；从四肢流来入口者，不可治。（七）

浸淫疮，**黄连粉**主之。方未见。（八）

趺蹶手指臂肿转筋阴狐疝蛔虫病
脉证治第十九

师曰：病趺^①蹶^②，其人但能前，不能却，刺腨^③入二寸，此太阳经伤也。（一）

病人常以手指臂肿动，此人身体瞤瞤^④者，藜芦甘草汤主之。（二）

藜芦甘草汤方：未见

转筋之为病，其人臂脚直，脉上下行，微弦。转筋入腹者，鸡屎白散主之。（三）

鸡屎白散方：

鸡屎白

上一味，为散，取方寸匕，以水六合，和，温服。

阴狐疝气者，偏有小大，时时上下，蜘蛛散主之。（四）

---

① 徐、沈、《金鉴》本"趺"作"跌"

② 趺蹶："趺"同"跗"，指足背。"蹶"：《说文》：僵也。是指足背僵直，不便行动的疾病。

③ 腨：音 shuàn 或 chuǎi，指腨肠，即小腿肚。

④ 瞤：音 rún，或 shùn，肌肉不自主地跳动。

蜘蛛散方：

蜘蛛十四枚（熬焦）　桂枝半两

上二味，为散，取八分一匕，饮和服，日再服。蜜丸亦可。

问曰：病腹痛有虫，其脉何以别之？师曰：腹中痛，其脉当沉若弦，反洪大，故有蛔虫。（五）

蛔虫之为病，令人吐涎，心痛发作有时，毒药不止，甘草粉蜜汤主之。（六）

甘草粉蜜汤方：

甘草二两　粉一两　蜜四两

上三味，以水三升，先煮甘草，取二升，去滓，内粉、蜜，搅令和，煎如薄粥，温服一升，差即止。

蛔厥者，当吐蛔，令病者静而复时烦，此为脏寒①，蛔上入膈，故烦，须臾复止，得食而呕，又烦者，蛔闻食臭②出，其人当自吐蛔。（七）

蛔厥者，乌梅丸主之。（八）

乌梅丸方：

乌梅三百个　细辛六两　干姜十两　黄连一斤　当归四两　附子六两（炮）　川椒四两（去汗）　桂枝六两　人参六两

---

① 脏寒：主要指肠寒。

② 食臭（xiù）：臭，同嗅。指食物的气味。

黄柏六两

上十味，共捣筛，合治之，以苦酒渍乌梅一宿，去核，蒸之五升米下，饭熟捣成泥，和药令相得，内臼中，与蜜杵二千下，丸如梧子大，先食饮服十丸，日三服，稍加至二十丸。禁生冷滑臭等食。

妇人妊娠病脉证并治第二十

师曰：妇人得平脉，阴脉小弱，其人渴^①，不能食，无寒热，名妊娠，桂枝汤主之。方见下利中。于法六十日当有此证，设有医治逆者，却一月加吐下者，则绝之。（一）

妇人宿有症病^②，经断未及三月，而得漏下不止，胎动在脐上者，为症痼害。妊娠六月动者，前三月经水利时，胎也。下血者，后断三月衃^③也。所以血不止者，其症不去故也，当下其症，桂枝茯苓丸主之。（二）

桂枝茯苓丸方：

桂枝 茯苓 牡丹（去心） 芍药 桃仁（去皮尖，熬）各等分

上五味，末之，炼蜜和丸，如兔屎大，每日食前服一丸。不知，加至三丸。

妇人怀娠六七月，脉弦发热，其胎愈胀，腹痛恶

---

① "渴"，《心典》作"呕"，亦通。

② 宿有症病：患者旧有症疾。

③ 衃（pēi）：聚而成形也，或瘀血包块。

寒者，少腹如扇^①，所以然者，子脏^②开故也，当以**附子汤**温其脏。<small>方未见。</small>（三）

师曰：妇人有漏下^③者，有半产^④后因续下血都不绝者，有妊娠下血者，假令妊娠腹中痛，为胞阻^⑤，胶艾汤主之。（四）

芎归胶艾汤方：<small>一方加干姜一两。胡氏治妇人胞动，无干姜。</small>

芎䓖　阿胶　甘草<small>各二两</small>　艾叶　当归<small>各三两</small>　芍药<small>四两</small>　干地黄<small>六两</small>

上七味，以水五升，清酒三升，合煮取三升，去滓，内胶，令消尽，温服一升，日三服。不差，更作。

妇人怀妊，腹中疠^⑥痛，当归芍药散主之。（五）

当归芍药散方：

当归<small>三两</small>　芍药<small>一斤</small>　芎䓖<small>半斤</small>　<small>一作三两</small>　茯苓<small>四两</small>　白术<small>四两</small>　泽泻<small>半斤</small>

上六味，杵为散，取方寸匕，酒和，日三服。

---

① 少腹如扇：形容少腹冷，有如风吹的感觉。

② 子脏：即子宫。

③ 漏下：妇人不在行经期间，阴道流血，量不多而淋漓不止。

④ 半产：未足月而流产。

⑤ 胞阻：证候名。表现为妊娠腹痛，阴道流血。是胞中气血不和，阻其化育之能，故称胞阻。

⑥ 疠（jiǎo）痛：腹中急痛，拘急挛引性疼痛。或读 xiǔ 音，指腹中绵绵作痛。

妊娠呕吐不止，干姜人参半夏丸主之。（六）

干姜人参半夏丸方：

干姜　人参各一两　半夏二两

上三味，末之，以生姜汁糊为丸，如梧桐子大，饮服十丸，日三服。

妊娠，小便难，饮食如故，当归贝母苦参丸主之。（七）

当归贝母苦参丸方：男子加滑石半两。

当归　贝母　苦参各四两

上三味，末之，炼蜜丸如小豆大，饮服三丸，加至十丸。

妊娠有水气①，身重，小便不利，洒淅②恶寒，起即头眩，葵子茯苓散主之。（八）

葵子茯苓散方：

葵子一斤　茯苓三两

上二味，杵为散，饮服方寸匕，日三服，小便利则愈。

妇人妊娠，宜常服当归散主之。（九）

① 妊娠有水气：怀孕时发生水肿病。

② 洒（xǐ）淅：洒，寒慄貌。洒淅，寒栗不安貌。

金匮要略

当归散方：

当归　黄芩　芍药　芎䓖各一斤　白术半斤

上五味，杵为散，酒饮服方寸匕，日再服。妊娠常服即易产，胎无疾苦。产后百病悉主之。

妊娠养胎，白术散主之。（十）

白术散方：见《外台》。

白术　芎䓖　蜀椒三分（去汗）　牡蛎

上四味，杵为散，酒服一钱匕，日三服，夜一服。但苦痛，加芍药；心下毒痛，倍加芎䓖；心烦吐痛，不能食饮，加细辛一两，半夏大者二十枚。服之后，更以醋浆水服之。若呕，以醋浆水服之；复不解者，小麦汁服之。已后渴者，大麦粥服之。病虽愈，服之勿置。

妇人伤胎，怀身腹满，不得小便，从腰以下重，如有水气状，怀身七月，太阴当养不养，此心气实，当刺泻劳宫及关元，小便微利则愈。见《玉函》。（十一）

妇人产后病脉证治第二十一

问曰：新产妇人有三病，一者病痉，二者病郁冒[①]，三者大便难，何谓也？师曰：新产血虚，多汗出，喜中风[②]，故令病痉；亡血复汗，寒多，故令郁冒；亡津液，胃燥，故大便难。（一）

产妇郁冒，其脉微弱，呕不能食，大便反坚，但头汗出。所以然者，血虚而厥，厥而必冒。冒家欲解，必大汗出。以血虚下厥，孤阳上出[③]，故头汗出。所以产妇喜汗出者，亡阴血虚，阳气独盛，故当汗出，阴阳乃复。大便坚，呕不能食，小柴胡汤主之。方见呕吐中。（二）

病解能食，七八日更发热者，此为胃实，大承气汤主之。方见痉病中。（三）

产后腹中疠痛，当归生姜羊肉汤主之；并治腹中寒疝，虚劳不足。（四）

---

① 郁冒：证名。表现为头眩、目瞀、郁闷不舒，甚则昏厥。
② 喜中风：喜者易也，喜中风即容易感受风邪。
③ 孤阳上出：孤阳，偏盛之阳。上出，上逆。孤阳上出指阴血虚，阳气偏盛而上逆。

当归生姜羊肉汤方：见寒疝中。

产后腹痛，烦满不得卧，枳实芍药散主之。（五）

枳实芍药散方：

枳实（烧令黑，勿太过）　芍药等分

上二味，杵为散，服方寸匕，日三服，并主痈脓，以麦粥下之。

师曰：产妇腹痛，法当以枳实芍药散，假令不愈者，此为腹中有干血①著脐下，宜下瘀血汤主之；亦主经水不利。（六）

下瘀血汤方：

大黄二两　桃仁二十枚　䗪虫二十枚（熬，去足）

上三味，末之，炼蜜和为四丸，以酒一升，煎一丸，取八合顿服之，新血下如豚肝。

产后七八日，无太阳证，少腹坚痛，此恶露②不尽；不大便，烦躁发热，切脉微实，再倍发热，日晡时烦躁者，不食，食则谵语，至夜即愈，宜大承气汤主之。热在里，结在膀胱③也。方见痉病中。（七）

产后风续之数十日不解，头微痛，恶寒，时时有

----

① 干血：干凝的血，即瘀血。
② 恶露：为产妇分娩后，从阴道流出的瘀血与浊液。
③ 膀胱：这里泛指下焦。

热，心下闷，干呕，汗出，虽久，阳旦证续在耳，可与**阳旦汤**。即桂枝汤，方见下利中。（八）

产后中风，发热，面正赤，喘而头痛，竹叶汤主之。（九）

竹叶汤方：

竹叶一把　葛根三两　防风　桔梗　桂枝　人参　甘草各一两　附子一枚（炮）　大枣十五枚　生姜五两

上十味，以水一斗，煮取二升半，分温三服，温覆使汗出。颈项强，用大附子一枚，破之如豆大，煎药扬去沫。呕者，加半夏半升洗。

妇人乳中①虚，烦乱呕逆，安中益气，竹皮大丸主之。（十）

竹皮大丸方：

生竹茹二分　石膏二分　桂枝一分　甘草七分　白薇一分

上五味，末之，枣肉和丸弹子大，以饮服一丸，日三夜二服。有热者倍白薇，烦喘者加柏实一分。

产后下利虚极，白头翁加甘草阿胶汤主之。（十一）

白头翁加甘草阿胶汤方：

白头翁　甘草　阿胶各二两　秦皮　黄连　柏皮各

---

① 乳中：产妇哺乳期间。

三两

上六味，以水七升，煮取二升半，内胶令消尽，分温三服。

《千金》三物黄芩汤：治妇人在草蓐[1]，自发露得风[2]，四肢苦烦热，头痛者与小柴胡汤；头不痛但烦者，此汤主之。

黄芩一两　苦参二两　干地黄四两

上三味，以水八升，煮取二升，温服一升，多吐下虫。

《千金》内补当归建中汤：治妇人产后虚羸不足，腹中刺痛不止，吸吸少气，或苦少腹中急摩痛引腰背，不能食饮；产后一月，日得服四、五剂为善，令人强壮宜。

当归四两　桂枝三两　芍药六两　生姜三两　甘草二两
大枣十二枚

上六味，以水一斗，煮取三升，分温三服，一日令尽。若大虚，加饴糖六两，汤成内之，于火上煖令

---

①　在草蓐：草蓐即草垫子，古代妇女多坐在草上分娩。在草蓐，即临产坐草之时。

②　发露得风：是指产妇分娩时，因产床不洁或保护不慎而感受病邪。

饴消。若去血过多，崩伤内衄^①不止，加地黄六两，阿胶二两，合八味，汤成内阿胶。若无当归，以芎䓖代之。若无生姜，以干姜代之。

　① 内衄：内脏凝滞。内，脏腑。《文选·枚乘·七发》："扁鹊治内。"李善注引《史记》曰："扁鹊……视病尽见五脏。"《伍子胥变文》："忽忆父兄枉被诛，即得五内心肠烂。"衄，其义有二：鼻出血；伤败，畏缩。《说文》："衄，鼻出血也。从血，丑声"。《广雅·释言》："衄，缩也"。王念孙疏证："谓畏缩也"。《晋书·蔡豹传》："未战而退，先自摧衄，亦古之所忌。"据此引申为凝滞，凝滞则闭塞，故《别录》有"内塞"之语。衄血，凝固呈赤黑色的败血。

妇人杂病脉证并治第二十二

妇人中风，七八日续来寒热，发作有时，经水适断，此为热入血室①，其血必结，故使如疟状，发作有时，小柴胡汤主之。方见呕吐中。（一）

妇人伤寒发热，经水适来，昼日明了，暮则谵语，如见鬼状者，此为热入血室，治之无犯胃气及上二焦，必自愈。（二）

妇人中风，发热恶寒，经水适来，得之七八日，热除脉迟，身凉和，胸胁满，如结胸状，谵语者，此为热入血室也，当刺期门，随其实而取之。（三）

阳明病，下血谵语者，此为热入血室，但头汗出，当刺期门，随其实而泻之，濈然汗出者愈（四）

妇人咽中如有炙脔②，半夏厚朴汤主之。（五）

半夏厚朴汤方：千金作胸满，心下坚，咽中帖帖，如有炙肉，吐之不出，吞之不下。

---

① 血室：狭义是指子宫。广义的包括子宫、肝、冲脉、任脉。
② 炙脔（luán）：炙，烤也；脔，切成小片的肉。炙脔即烤熟的小肉片。

半夏一升　厚朴三两　茯苓四两　生姜五两　干苏叶二两

上五味，以水七升，煮取四升，分温四服，日三夜一服。

妇人脏躁，喜悲伤欲哭，象如神灵所作，数欠伸，甘麦大枣汤主之。（六）

甘麦大枣汤方：

甘草三两　小麦一升　大枣十枚

上三味，以水六升，煮取三升，温分三报。亦补脾气。

妇人吐涎沫，医反下之，心下即痞，当先治其吐涎沫，小青龙汤主之；涎沫止，乃治痞，泻心汤主之。（七）

小青龙汤方：见痰饮中。

泻心汤方：见惊悸中。

妇人之病，因虚、积冷、结气，为诸经水断绝，至有历年，血寒积结胞门①。

寒伤经络，凝坚在上，呕吐涎唾，久成肺痈，形体损分②。在中盘结，绕脐寒疝，或两胁疼痛，与脏相连，或结热中，痛在关元，脉数无疮，肌若鱼鳞，时着男子，非止女身。在下未多，经候不匀，令阴掣痛，

---

①　胞门：子宫。
②　损分：指形体消瘦，与未病前判若两人。

少腹恶寒，或引腰脊，下根气街，气冲急痛，膝胫疼烦。奄忽①眩冒，状如厥癫②；或有忧惨，悲伤多嗔，此皆带下③，非有鬼神。久则羸瘦，脉虚多寒。

三十六病，千变万端；审脉阴阳，虚实紧弦；行其针药，治危得安；其虽同病，脉各异源；子当辨记，勿谓不然。（八）

问曰：妇人年五十所④，病下利⑤数十日不止，暮即发热，少腹里急，腹满，手掌烦热，唇口干燥，何也？师曰：此病属带下。何以故？曾经半产，瘀血在少腹不去。何以知之？其证唇口干燥，故知之。当以温经汤主之。（九）

温经汤方：

吴茱萸三两　当归二两　芎劳二两　芍药二两　人参二两　桂枝二两　阿胶二两　生姜二两　牡丹皮（去心）二两　甘草二两　半夏半升　麦门冬一升（去心）

上十二味，以水一斗，煮取三升，分温三服。亦主妇人少腹寒，久不受胎；兼取崩中去血，或月水来过多，及至期不来。

妇人杂病脉证并治第二十二

---

① 奄忽：即忽然。

② 厥癫：指昏厥、精神错乱一类疾病。

③ 带下：此处指带脉以下的病变，即泛指妇科疾病。

④ 年五十所：年龄在五十岁左右。所，不定之词，表示约数，通"许"。

⑤ "下利"，《金匮要略直解》、《医宗金鉴》俱谓当是"下血"。

带下经水不利①，少腹满痛，经一月再见②者，土瓜根散主之。（十）

土瓜根散方：阴癫③肿亦主之。

土瓜根　芍药　桂枝　䗪虫各三两

上四味，杵为散，酒服方寸匕，日三服。

寸口脉弦而大，弦则为减，大则为芤，减则为寒，芤则为虚，寒虚相搏，此名曰革，妇人则半产漏下，旋覆花汤主之。（十一）

旋覆花汤方：见五脏风寒积聚篇。

妇人陷经④，漏下黑不解，**胶姜汤**主之。臣亿等校诸本无胶姜汤方，想是前妊娠中胶艾汤。（十二）

妇人少腹满如敦⑤状，小便微难而不渴，生后⑥者，此为水与血俱结在血室也，大黄甘遂汤主之。（十三）

大黄甘遂汤方：

大黄四两　甘遂二两　阿胶二两

上三味，以水三升，煮取一升，顿服之，其血

---

①　经水不利：指月经行而不畅，似通非通，欲止不止，血少涩滞有块。

②　经一月再见：指月经一月两潮。

③　阴癫：即子宫脱垂，或云鼠蹊、阴囊、阴唇部之假性肿瘤。

④　陷经：即经气下陷，下血不止。

⑤　敦（dui）：古代盛黍稷的器具，上下皆细，腰部肥大。

⑥　生后：即产后。

当下。

妇人经水不利下，抵当汤主之。_{亦治男子膀胱满急有瘀}
血者。（十四）

抵当汤方：

水蛭_{三十个（熬）}　虻虫_{三十枚（熬，去翅足）}　桃仁二十
个_{（去皮尖）}　大黄_{三两（酒浸）}

上四味，为末，以水五升，煮取三升，去滓，温
服一升。

妇人经水闭不利，脏坚癖不止[①]，中有干血，下白
物[②]，矾石丸主之。（十五）

矾石丸方：

矾石_{三分（烧）}　杏仁_{一分}

上二味，末之，炼蜜和丸枣核大，内脏中，剧者
再内之。

妇人六十二种风[③]，及腹中血气刺痛，红蓝花酒主
之。（十六）

红蓝花酒方：_{疑非仲景方。}

红蓝花_{一两}

上一味，以酒一大升，煎减半，顿服一半，未止

妇人杂病脉证并治第二十二

① 脏坚癖不止：指胞宫内有干血坚结不散。
② 下白物：阴道内流出白色的分泌物，即白带。
③ 六十二种风：泛指一切风邪为患，具体无考。

再服。

妇人腹中诸疾痛，当归芍药散主之。（十七）

当归芍药散方：见前妊娠中。

妇人腹中痛，小建中汤主之。（十八）

小建中汤方：见前虚劳中。

问曰：妇人病饮食如故，烦热不得卧，而反倚息者，何也？师曰：此名转胞①不得溺也，以胞系了戾②，故致此病，但利小便则愈，宜肾气丸主之。方见虚劳中。（十九）

蛇床子散方，温阴中坐药③（二十）

蛇床子散方：

蛇床子仁

上一味，末之，以白粉少许，和令相得，如枣大，绵裹内之，自然温。

少阴脉滑而数者，阴中即生疮，阴中蚀疮烂者，狼牙汤洗之。（二十一）

---

① 胞：同脬（pāo），即膀胱。

② 胞系了戾（liè）：胞系，即膀胱之系。了，通缭，缭绕之意。戾，通捩，扭转之意。胞系了戾即膀胱之系缭绕不顺或扭转。

③ 坐药：纳入阴道、肛门的栓剂。

狼牙汤方：

狼牙_{三两}

上一味，以水四升，煮取半升，以绵缠箸如蚕，浸汤沥阴中，日四遍。

胃气下泄，阴吹^①而正喧^②，此谷气之实也，膏发煎导之。（二十二）

膏发煎方：_{见黄疸中。}

小儿疳虫蚀齿方：_{疑非仲景方。}（二十三）

雄黄　葶苈

上二味，末之，取腊日猪脂熔，以槐枝绵裹头四五枚，点药烙之。

---

① 阴吹：病名，指妇女阴道中出气簌簌有声，有如矢气。
② 正喧：形容前阴排气频频，声响连续不断。

杂疗方第二十三

退五脏虚热，〔四时加减柴胡饮子方〕

冬三月加柴胡八分　白术八分　陈皮五分　大腹槟榔四枚，并皮子用　生姜五分　桔梗七分

春三月加枳实　减白术共六味

夏三月加生姜三分　枳实五分　甘草三分共八味

秋三月加陈皮三分共六味

上各㕮咀，分为三贴，一贴以水三升，煮取二升，分温三服，如人行四五里进一服。如四体壅，添甘草少许，每贴分作三小贴，每小贴以水一升，煮取七合，温服，再合滓为一服，重煮都成四服。疑非仲景方

〔长服诃梨勒丸方〕疑非仲景方

诃梨勒　陈皮　厚朴各三两

上三味，末之，炼蜜丸如梧子大，酒饮服二十丸，加至三十丸。

〔三物备急丸方〕　见《千金》司空裴秀为散用亦可，先和成汁，乃倾口中，令从齿间得入，至良验。

大黄一两，干姜一两，巴豆一两，去皮心，熬，外研如脂

上药各须精新，先捣大黄、干姜为末，研巴豆内中，合治一千杵，用为散，蜜和丸亦佳，密器中贮之，

莫令歇。主心腹诸卒暴百病。若中恶客忤，心腹胀满，卒痛如锥刺，气急口噤，停尸卒死者，以暖水若酒服大豆许三四丸，或不下，捧头起，灌令下咽，须臾当差，如未差，更与三丸，当腹中鸣，即吐下便差。若口噤，亦须折齿灌之。

治伤寒令愈不复，［紫石寒食散］方见《千金翼》

紫石英　白石英　赤石脂　钟乳碓炼　栝蒌根　防风　桔梗　文蛤　鬼臼各十分　太一余粮十分，烧　干姜　附子炮，去皮　桂枝去皮，各四分

上十三味，杵为散，酒服方寸匕。

［救卒死方］

薤捣汁灌鼻中。

又方：

雄鸡冠割取血，管吹内鼻中。

猪脂如鸡子大，苦酒一升煮沸灌喉中。

鸡肝及血涂面上，以灰围四旁，立起。

大豆二七粒，以鸡子白并酒和，尽以吞之。

［救卒死而壮热者方］

矾石半斤，以水一斗半煮消，以渍脚令没踝。

［救卒死而目闭者方］

骑牛临面，捣薤汁灌耳中，吹皂荚末鼻中，立效。

［救卒死而张口反折者方］

灸手足两爪后十四壮了，饮以五毒诸膏散。有巴豆者

［救卒死而四肢不收失便者方］

马屎一升，水三斗，煮取二斗以洗之；又取牛洞^稀

粪也一升，温酒灌口中，灸心下一寸，脐上三寸，脐下

四寸各一百壮，差。

［救小儿卒死而吐利不知是何病方］

狗屎一丸，绞取汁以灌之。无湿者，水煮干者

取汁。

尸蹶脉动而无气，气闭不通，故静而死也，治方^脉

证见上卷。

菖蒲屑，内鼻两孔中吹之，令人以桂屑着舌下。

又方：

剔取左角发方寸烧末，酒和，灌令入喉，立起。

［救卒死，客忤死，还魂汤主之方］

《千金方》云：主卒忤鬼击飞尸，诸奄忽气绝，无复觉，或已无脉，

口噤拗不开，去齿下汤。汤下口不下者，分病人发左右，捉搦肩引之。

药下复增取一升，须臾立苏。

麻黄三两，去节。一方四两　　杏仁_{去皮尖}，七十个　　甘草_一

两炙《千金》用桂心二两

上三味，以水八升，煮取三升，去滓，分令咽之，

通治诸感忤。

又方：

韭根一把　　乌梅二七个　　吴茱萸半升，炒

上三味，以水一斗煮之，以病人栉内中，三沸，

栉浮者生，沉者死。煮取三升，去滓分饮之。

救自缢死，旦至暮，虽已冷，必可治；暮至旦，

小难也，恐此当言忿气盛故也，然夏时夜短于昼，又热，犹应可治。又云：心下若微温者，一日以上，犹可治之方。

徐徐抱解，不得截绳，上下安被卧之。一人以脚踏其两肩，手少挽其发常弦弦勿纵之，一人以手按据胸上，数动之；一人摩捋臂胫屈伸之，若已僵，但渐渐强屈之，并按其腹。如此一炊顷，气从口出，呼吸眼开，而犹引按莫置，亦勿苦劳之，须臾，可少桂汤及粥清含与之，令濡喉，渐渐能咽，及稍止。若向令两人以管吹其两耳，深好。此法最善，无不活也。

［凡中暍死，不可使得冷，得冷便死，疗之方］

屈草带，绕暍人脐，使三两人溺其中，令温。亦可用热泥和屈草，亦可扣瓦碗底，按及车缸，以着暍人，取令溺，须得流去，此谓道路穷，卒无汤，当令溺其中，欲使多人溺，取令温若汤，便可与之，不可泥及车缸，恐此物冷，暍既在夏月，得热泥土，暖车缸，亦可用也。

［救溺死方］

取灶中灰两石余，以埋人，从头至足，水出七孔，即活。

右疗自缢、溺暍之法，并出自张仲景为之，其意殊绝，殆非常情所及，本草所能关，实救人之大术矣。伤寒家数有暍病，非此遇热之暍。见《外台》、《肘后》目

［治马坠及一切筋骨损方］见《肘后方》

大黄一两，切浸，汤成下　绯帛如手大，烧灰　乱发如鸡子大，烧灰用　久用炊单布一尺，烧灰　败蒲一握三寸　桃仁四十九个，去皮尖熬　甘草如中指节，炙剉

上七味，以童子小便量多少煎汤成，内酒一大盏，次下大黄，去滓，分温三服。先剉败蒲席半领，煎汤浴，衣被盖覆，斯须通利数行，痛楚立差。利及浴水赤，勿怪，即瘀血也。

禽兽鱼虫禁忌并治第二十四

凡饮食滋味，以养于生，食之有妨，反能为害，自非服药炼液，焉能不饮食乎？切见时人，不闲调摄，疾痂竞起，若不因食而生，苟全其生，须知切忌者矣。所食之味，有与病相宜，有与身为害，若得宜则益体，害则成疾，以此致危，例皆难疗。凡煮药饮汁，以解毒者，虽云救急，不可热饮，诸毒病得热更甚，宜冷饮之。

肝病禁辛，心病禁咸，脾病禁酸，肺病禁苦，肾病禁甘；春不食肝，夏不食心，秋不食肺，冬不食肾，四季不食脾。辩曰：春不食肝者，为肝气王，脾气败，若食肝，则又补肝，脾气败尤甚，不可救。又肝王之时，不可以死气①入肝，恐伤魂也。若非王时即虚，以补肝之佳，余脏准此。

凡肝脏，自不可轻啖，自死者弥甚。

凡心皆为神识所舍，勿食之，……。

凡肉及肝，落地不着尘土者，不可食之。猪肉落水浮者，不可食。

禽兽鱼虫禁忌并治第二十四

---

① 死气：死，形容极甚，用之肝，肝气更旺。《汉书·霍光传》："今将军坟墓未干，尽外我家；反任许史夺我印绶，令人不省死！"

诸肉及鱼，若狗不食，鸟不啄者，不可食。

诸肉不干，火炙不动，见水自动者，不可食之。

肉中有如朱点者，不可食之。

六畜肉热血不断者，不可食之。父母及身本命肉，食之，令人神魂不安。

食肥肉及热羹，不得饮冷水。

诸五脏及鱼，投地尘土不污者，不可食之。

秽饭、馁肉、臭鱼、食之皆伤人。

自死肉，口闭者，不可食之。

六畜自死，皆疫死，则有毒，不可食之。

兽自死，北首及伏地者，食之杀人。

食生肉，饱饮乳，变成白虫。一作血蛊。

疫死牛肉，食之令病洞下，亦致坚积，宜利药下之。

脯藏米瓮中，有毒，及经夏食之，发肾病。

［治（食）自死六畜肉中毒方］

黄檗屑，捣服方寸匕。

［治食郁肉漏脯中毒方］ 郁肉，密器盖之，隔宿者是也，漏脯，茅屋漏下，沾着者是也。

烧犬屎，酒服方寸匕，每服人乳汁亦良。饮生韭汁三升，亦得。

［治黍米中藏干脯，食之中毒方］

大豆，浓煮汁饮数升即解。亦治狸肉漏脯等毒。

［治食生肉中毒方］

掘地深三尺，取其下土三升，以水五升煮数沸，澄清汁，饮一升，即愈。

［治（食）六畜鸟兽肝中毒方］

水浸豆豉，绞取汁，服数升愈。

马脚无夜眼[①]者，不可食之。

食酸马肉，不饮酒，则杀人。

马肉不可热食，伤人心。

马鞍下肉，食之杀人。

白马黑头者，不可食之。

白马青蹄者，不可食之。

马肉、犰肉共食，饱醉卧，大忌。

驴马肉合猪肉食之，成霍乱。

马肝及毛，不可妄食，中毒害人。

［治马肝毒中人未死方］

雄鼠屎二七粒，末之，水和服，日再服。屎尖者是

又方：

人垢，取方寸匕，服之佳。

［治食马肉中毒欲死方］

香豉二两　杏仁三两

上二味，煮一食顷熟，杵之服，日再服。

禽兽鱼虫禁忌并治第二十四

---

① 夜眼：马膝上所生皮肤角质块。明·李时珍《本草纲目·兽一·马》："夜眼，在足膝上，马有此能夜行，故名。主治：卒死尸厥，龋齿痛。"

又方：

煮芦根汁，饮之良。

疫死牛，或目赤，或黄，食之大忌。

牛肉共猪肉食之，必作寸白虫。

青牛肠，不可合犬肉食之。

牛肺从三月至五月，其中有虫如马尾，割去勿食，食则损人。

牛、羊、猪肉，皆不得以楮木、桑木蒸炙，食之令人腹内生虫。

啖蛇牛肉杀人，何以知之？啖蛇者，毛发向后顺者，是也。

［治啖蛇牛肉食之欲死方］

饮人乳汁一升，立愈。

又方：

以泔洗头，饮一升愈。

牛肚细切，以水一斗，煮取一升，暖饮之，大汗出者愈。

［治食牛肉中毒方］

甘草煮汁饮之，即解。

羊肉其有宿热者，不可食之。

羊肉不可共生鱼、酪食之，害人。

羊蹄甲中有珠子白者，名羊悬筋，食之令人癫。

白羊黑头，食其脑，作肠痈。

羊肝共生椒食之，破人五脏。

猪肉共羊肝和食之，令人心闷。

猪肉以生胡荽同食，烂人脐。

猪脂不可合梅子食之。

猪肉和葵食之，少气。

鹿人（肉）不可和蒲白作羹，食之发恶疮。

麋脂及梅李子，若妊妇食之，令子青盲，男子伤精。

獐肉不可合虾及生菜、梅、李果食之，皆病人。

痼疾人不可食熊肉，令终身不愈。

白犬自死，不出舌者，食之害人。

食狗鼠余①，令人发瘘疮。

［治食犬肉不消，心下坚，或腹胀，口干大渴，心急发热，妄语如狂，或洞下方］

杏仁一升，合皮熟研用

以沸汤三升，和取汁，分三服，利下肉片，大验。

妇人妊娠，不可食兔肉、山羊肉，及鳖、鸡、鸭，令子无声音。

兔肉不可合白鸡肉食之，令人面发黄。

兔肉着干姜食之，成霍乱。

凡鸟自死，口不闭，翅不合者，不可食之。

诸禽肉，肝青者，食之杀人。

鸡有六翮四距者，不可食之。

禽兽鱼虫禁忌并治第二十四

---

① 余：同"馀"。食物余剩。

乌鸡白首者，不可食之。

鸡不可共葫蒜食之，滞气。一云鸡子。

山鸡不可合鸟兽肉食之。

雉肉久食之，令人瘦。

鸭卵不可合鳖肉食之。

妇人妊娠，食雀肉，令子淫乱无耻。

雀肉不可合李子食之。

燕肉勿食，入水为蛟龙所唉。

［鸟兽有中毒箭死者，其肉有毒，解之方］

大豆煮汁及盐汁服之解。

鱼头正白，如连珠至脊上，食之杀人。

鱼头中无腮者，不可食之，杀人。

鱼无肠胆者，不可食之，三年阴不起，女子绝生。

鱼头似有角者，不可食之。鱼目合者，不可食之。

六甲日，勿食鳞甲之物。

鱼不可合鸡肉食之。

鱼不得合鸬鹚肉食之。

鲤鱼鲊①，不可合小豆藿食之；其子不可合猪肝食之，害人。

鲤鱼不可合犬肉食之。

鲤鱼不可合猴雉肉食之。一云不可合猪肝食。

---

① 鲊：用腌、糟等方法加工的鱼类食品。《释名·释饮食》："鲊，菹也，以盐、米酿鱼以为菹，熟而食之也。"

鳀鱼合鹿肉生食，令人筋甲缩。

青鱼鲊，不可合生葫荽及生葵并麦中食之。

鳛鳝不可合白犬血食之。

龟肉不可合酒果子食之。

鳖目凹陷者，及厌下有王字形者，不可食之。其肉不得合鸡、鸭子食之。

龟、鳖肉不可合苋菜食之。

虾无须，及腹下通黑，煮之反白者，不可食之。食脍，饮乳酪，令人腹中生虫为瘕。

［鲙食之，在心胸间不化，吐复不出，速下除之，久成症病，治之方］

橘皮一两　大黄二两　朴硝二两

上三味，以水一大升，煮至小升，顿服即消。

［食鲙多不消，结为症病，治之方］

马鞭草

上一味，捣汁饮之。或以姜叶汁饮之一升，亦消。又可服吐药吐之。

［食鱼后食毒，两种烦乱，治之方］

橘皮

浓煎汁服之，即解。

［食鯸鮧鱼中毒方］

芦根

煮汁服之，即解。

蟹目相向，足斑目赤者，不可食之。

［食蟹中毒治之方］

紫苏

煮汁饮之三升。紫苏子捣汁饮之，亦良。

又方：

冬瓜汁饮二升，食冬瓜亦可。

凡蟹未遇霜，多毒，其熟者乃可食之。

蜘蛛落食中，有毒，勿食之。

凡蜂、蝇、虫、蚁等多集食上，食之致瘘。

果实菜谷禁忌并治第二十五

果子生食生疮。

果子落地经宿，虫蚁食之者，人大忌食之。

生米停留多日，有损处，食之伤人。

桃子多食令人热，仍不得入水浴，令人病淋沥寒热病。

杏酪不熟伤人。

梅多食，坏人齿。

李不可多食，令人胪胀。

林檎不可多食，令人百脉弱。

橘柚多食，令人口爽，不知五味。

梨不可多食，令人寒中，金疮、产妇亦不宜食。

樱、桃、杏多食，伤筋骨。

安石榴不可多食，损人肺。

胡桃不可多食，令人动痰饮。

生枣多食，令人热渴气胀，寒热羸瘦者，弥不可食，伤人。

［食诸果中毒治之方］

猪骨烧过

上一味，末之，水服方寸匕。亦治马肝、漏脯等毒。

木耳赤色，及仰生者，勿食。菌仰卷及赤色者，不可食。

［食诸菌中毒，闷乱欲死，治之方］

人粪汁饮一升，土浆饮一二升，大豆浓煮汁饮之，服诸吐利药，并解。

食枫柱菌而哭不止，治之以前方。

误食野芋，烦毒欲死，治之以前方。其野芋根，山东人名魁芋。人种芋三年不收，亦成野芋，并杀人。

［蜀椒闭口者有毒，误食之，戟人咽喉，气病欲绝，或吐下白沫，身体痹冷，急治之方］

肉桂煎汁饮之，多饮冷水一二升，或食蒜，或饮地浆^①，或浓煮豉汁饮之，并解。

正月勿食生葱，令人面生游风。

二月勿食蓼，伤人肾。

三月勿食小蒜，伤人志性。

四月、八月勿食胡荽，伤人神。

五月勿食韭，令人乏气力。

五月五日勿食一切生菜，发百病。

六月、七月勿食茱萸，伤神气。

----

　　① 地浆：黄泥浆水，古人用来解毒。《宋史·方技传上·刘翰》："半天河、地浆，皆水也。"明·李时珍《本草纲目·水二·地浆》〔释名〕引陶弘景曰："此掘黄土地作坎，深三尺，以新汲水沃入搅浊，少顷取清用之，故曰地浆，亦曰土浆。"

八月、九月勿食姜，伤人神。

十月勿食椒，损人心，伤心脉。

十一月、十二月勿食薤，令人多涕唾。

四季勿食生葵，令人饮食不化，发百病，非但食中，药中皆不可用，深宜慎之。

时病差未健，食生菜，手足必肿。

夜食生菜，不利人。

十月勿食被霜生菜，令人面无光，目涩心痛，腰疼，或发心疟，疟发时，手足十指爪皆青，困委①。

葱、韭初生芽者，食之伤人心气。

饮白酒食生韭，令人病增。

生葱不可共蜜食之，杀人。独颗蒜弥忌。

枣和生葱食之，令人病。

生葱和雄鸡、雉、白犬肉食之，令人七窍经年流血。

食糖、蜜后四日内食生葱、韭，令人心痛。

夜食诸姜、蒜、葱等，伤人心。

芜菁根，多食令人气胀。

薤不可共牛肉作羹，食之成瘕病，韭亦然。

莼多病（食），动痔疾。

野苣不可同蜜食之，作内痔。

白苣不可共酪同食，作䘌虫。

---

① 困委：窘迫衰败。

黄瓜食之，发热病。

葵心不可食，伤人，叶尤冷，黄背赤茎者，勿食之。

胡荽久食之，令人多忘。

病人不可食胡荽及黄花荬（菜）。

芋不可多食，动病。

妊妇食姜，令子余指。

蓼多食，发心痛。

蓼和生鱼食之，令人夺气，阴咳疼痛。

芥菜不可共兔肉食之，成恶邪病。

小蒜多食，伤人心力。

［食躁或躁方］

豉

浓煮汁饮之。

［钩吻与芹菜相似，误食之杀人，解之方］《肘后》
云：与茱萸食芹相似。

荠苨八两

上一味，水六升，煮取二升，分温二服。钩吻生地傍
无他草，其茎有毛，以此别之。

［菜中有水莨菪，叶圆而光，有毒，误食之，令人
狂乱，状如中风，或吐血，治之方］

甘草

煮汁服之，即解。

［春秋二时，龙带精入芹菜中，人偶食之为病。发

金匮要略

146

时手青腹满，痛不可忍，名蛟龙病，治之方]

硬糖二三升

上一味，日两度服之，吐出如晰蜴三五枚，差。

［食苦瓠中毒治之方］

黎穰①煮汁，数服之，解。

扁豆，寒热者不可食之。

久食小豆，令人枯燥。

食大豆屑，忌啖猪肉。

大麦久食，令人作癣。

白黍米不可同饴蜜食，亦不可合葵食之。

苁（荞）麦面多食之，令人发落。

盐多食，伤人肺。

食冷物，冰人齿。食热物，勿饮冷水。

饮酒，食生苍耳，令人心痛。

夏月大醉汗流，不得冷水洗着身，及使扇，即成病。

饮酒大忌灸腹背，令人肠结。

醉后勿饱食，发寒热。

饮酒食猪肉，卧秫稻穰中则发黄。

食饴，多饮酒大忌。

凡水及酒，照见人影动者，不可饮之。

醋合酪食之，令人血瘕。

---

① 穰：稻黍茎去皮后的柔软部分。泛指黍稷稻麦等植物的秆茎。

食白米粥，勿食生苍耳，成走疰。

食甜粥已，食盐即吐。

犀角筋，搅饮食，沫出，及浇地坟起者，食之杀人。

[饮食中毒，烦满，治之方]

苦参三两　苦酒一升半

上二味，煮三沸，三上、三下服之，吐食出即差。或以水煮亦得。

又方：

犀角汤亦佳。

[贪食，食多不消，心腹坚满痛，治之方]

盐一升　水三升

上二味，煮令盐消，分三服，当吐出食，便差。

矾石生入腹，破人心肝，亦禁水。

商陆以水服，杀人。

葶苈子，傅头疮，药成入脑，杀人。

水银入人耳，及六畜等，皆死。以金银着耳边，水银则吐。

苦楝无子者，杀人。

凡诸毒，多是假毒以投，无知时，宜煮甘草荠苨汁饮之。通除诸毒药。